＼児童精神科医が語る／

あらためてきちんと知りたい

発達障害

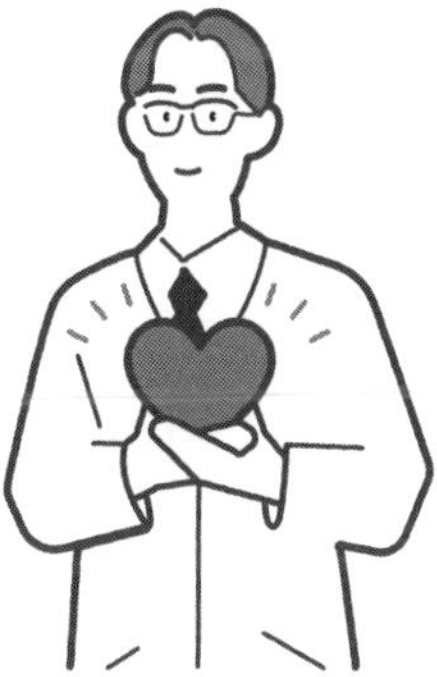

篠山大明《ささやま　だいめい》

慶應義塾大学出版会

目次

第1部　あらためて、発達障害とは？

第2部　素朴な疑問

第3部　発達障害とコミュニケーション

第5部　周りの人にできること

＊本書で紹介する事例は匿名性保持のために内容を大幅に改変しています。

第1部　あらためて、発達障害とは？

第1章

発達障害という「社会現象」

●「社会現象」の背景

私はふだん、主に大学病院の子どものこころ診療部というところで診療を行っています。子どもの診療を始めて十数年になりますが、一部の子どもたちはすでに成人期を迎えています。その多くは何らかの発達障害の診断がついた子どもたちですが、時期的にはちょうど２００６年の学校教育法改正によって始動したばかりの特別支援教育の対象となった子どもたちです。

特別支援教育の導入によって、多様な子どもたち一人一人に適した学びの場を整えることが学校に求められるなか、どの教育現場でも保護者と連携しながら発達障害がある子どもたちに対して必要な支援を提供すべく試行錯誤が繰り返されてきました。そのような環境で育ち成人した発達障害がある方々のこれまでの歩みを振り返ると、発達障害の概念が導入されたことによって本人や保護者の生きやすさがいかに向上したかを感じ取ることができます。その反面、発達障害診断の意味や求められる支援について理解を得ることの難しさもたびたび経験してきました。

ここ数年で、発達障害に対する世の中の関心はかつてなく高まってきました。実際に、発達障害と診断される人数は驚くべきペースで増えています。診断される人がこれほどに増えている主な理由は2つあると考えられています。ひとつは、世の中の関心の高まりによって、発達障害特性を持つ人が発達障害を疑われ診断にまで至る割合が増加したことです。もうひとつは発達障害の概念自体が時代とともに拡大してきたことです(1)。つまり、発達障害特性を持つ人が激増しているわけではなく、増加の理由の大部分は、発達障害の概念が普及したことや概念そのものが変化したことによるのです。昔であれば何ら異常とされなかった人たちまでもが発達障害と見なされているこの現状に違和感を覚える方も多いことかと思います。

「社会現象」のような言い方をすると、「発達障害」がまだ世の中に定着していないという印象を与えるかもしれません。確かに、発達障害の概念は、医学的にも社会的にもまだ発展途上であり今の概念のままで定着していくとは思えない部分が多々あります。今まで歴史の中で発達障害の概念が変遷を遂げてきたように、これからも発達障害の概念は変わり続けるでしょうし、おそらく「発達障害」という用語自体も、社会事情の影響を受けながら、その時々にふさわしい用語に変わっていくものと思われます。

けれども、社会現象になっている背景には、この概念を取り入れて解決すべき現代社会の課題が存在していると考えられます。多様性の容認が求められる現代社会の中で生まれたこの課題は決して一時的な現象ではないと思います。仮に発達障害の概念が今後変遷し続けるとしても、多様性を巡る課題について考えていくうえで、今日までの「発達障害」が何を意味してきたかの理解を深めておくことには少なからぬ意義があると言えるでしょう。この本では、時代とともに変遷する発達障害の概念について整理し、子どものこころの診療や学校教育に発達障害の概念が導入される意義についてあらためて考察してみたいと思います。

●一般的な定義

発達障害の定義はひとつに定まっているわけではありませんが、今の日本で「発達障害」という場合は行政用語としての発達障害を意味することが多いようです。この定義は発達障害者支援法によって定められていて、「自閉症、アスペルガー症候群その他の広汎性発達障害、学習障害、注意欠陥多動性障害その他これに類する脳機能の障害であってその症状が通常低年齢において発現するもの」と記載されています。

混乱を招きやすいのは、ここ十数年の間に用語が何度か変更されていることです。自閉症、アスペルガー症候群などは広汎性発達障害の一部と定義されていましたが、今では広汎性発達障害ではなく、ほぼ同義のASD＝自閉スペクトラム症（または自閉症スペクトラム障害）という用語が使われるようになりました。ADHD＝注意欠陥多動性障害についても注意欠如・多動症（または注意欠如・多動性障害）という用語に変更されています。自閉スペクトラム症と自閉症スペクトラム障害の違い、および、注意欠如・多動症と注意欠如・多動性障害の違いは、単に英語の用語をどう訳しているかの違いです。

以前は「～disorder」が「～障害」と訳されていたのですが、最近では「～症」という訳し方が主流になってきました。この日本語訳の変更も、今後の日本における発達障害の捉え方に影響を与えると思われます。

●診断時によくある疑問

子どもの診療で自閉スペクトラム症やＡＤＨＤなどの診断を伝える場合、最初は保護者の方だけに診断をお伝えします。とくに発達障害があっても知的障害がないお子さんの場合、保護者の方は子どもが発達障害であることに気づいていなかったり、発達障害であってほしくないという思いで受診されていたりすることがあるので、診断を伝えられたときに少なからずの驚きを持たれることは珍しくありません。お伝えするときには、正しく伝わり適正に受け止めていただけるように最大限の注意をするのですが、それでも保護者の受け止め方はさまざまです。保護者の受け止め方は社会における発達障害の概念の捉え方を反映していると考えられるので、診断をお伝えしたときにときどき聞かれる疑問や意見をいくつかあげ、それぞれについて検証してみます。

①「発達障害って個性ですか？」

これに対する私の回答は「個性と言えば個性と言えるかもしれません」と曖昧なものです。なぜかということ、この質問への答えは「個性」をどういう意味で理解するかによって異なるからです。もともと備わっている特性でありいわゆる病気とは異なるという意味で個性と言うのであればそうとも言えますが、とくに気にしなくていいという意味で個性と言うのであれば、生活するうえで理解と配慮が必要であることを受け入れていただく必要があります。「個性」の意味にこだわりすぎるより答えを曖昧なままにしておくほうが誤解がなくてよいと思いますが、どういう意味で受け取られるかがわからないだけに積極的に「発達障害は個性です」と断定することは避けたほうがよいと思っています。

世の中では、ときどき「発達障害は個性だ」という言い方がされたり、それに対し「個性では済まされない」と反論されたりしています。もし個性であるかそうでないかの明確な答えを出さなければならないのであれば、発達障害の概念と定義を明らかにするだけではなく、「個性」という言葉の定義まで明確にしなければなりません。辞書によっても「個性」の説明は異なるし、ニュアンスの捉え方も人それぞれでしょうから、言語学者の意見も必要かもしれません。でも、臨床をするうえではひとつの答えを出すことにあまり意味はないと思います。それよりは、保護者の方がどのような意味でそう述べておられるのかを考えることが大切です。

他の子どもと大きく異なる部分があることをよく理解され、どんなサポートが必要であるかも考えたうえで「個性」と認識されている場合もあると思います。一方で、「異常とは言われたくない」「ふつうでありたい」という思いや、「特別な配慮が必要」であることを否認したい気持ちによって「個性の範囲」であると言ってほしいという願望がある場合もあります。同じ「個性」という認識であっても、この受け止め方の違いこそが、発達障害と診断する意義の根幹にかかわる違いです。

②「診断がつくことでどんな影響がありますか？」

診断がつくことで本人の本来の姿を見てもらえなくなることや、診断されたことが不当な差別につながることを心配して出てくる言葉だと思います。保護者のこの不安は、今の社会の反映として重く受け止めるべき点です。実際に、診断がついたことでかえって本来その子が受けるべき教育が受けられなくなったというケースや、本人の思いとは裏腹に障害者雇用での就職を強いられたという話を聞いたこともあります。

もちろん、発達障害の診断は、その人のことを理解しづらくするためのものではないし、ましてや不当な差別を引き起こすためのものではありません。診断がつくことによるそのようなマイナス面が大きいのであれば診断しないほうがましです。しかし、本来の発達障害の診断は、受けるべき教育が受けられ、障害を理由とする差別を解消するためのものであり、診断するからにはその子にとって役立つための診断である必要があります。

発達障害の概念については、後の章でまた詳しく説明したいと思いますが、発達障害は症候学的な類型に過ぎません。つまり、疾患として存在するものを診断しているのではなく、どのようなタイプの人を発達障害と呼ぶかを決めた類型分類によって診断が行われています。この点は身体的な基盤が明らかな多くの医学的診断と性質が異なります。医学的な疾患としての診断よりは、視覚障害、肢体不自由等のような機能の障害としての診断に性質が似ているかもしれません。視覚障害の方も、どのように見えているかや、本人が求めるものが何であるかによって、必要とするものは人それぞれです。

それでも、視覚障害という用語があることで、周囲が共通理解を深め、視覚障害があるそれぞれの方にとって必要な配慮を行いやすくなります。発達障害の診断も同様です。その人の本来の姿を見えなくするためではなく、その人が何を必要としているかを理解しやすくするための分類であるべきです。

③「どこまでが発達障害のせいで、どこまでが甘えなのでしょうか?」

これも何度か保護者の方から受けた質問です。確かに、発達障害があると標準的な基準とズレが生じるため、どの程度の甘えや怠けがあるのか、本人も周りもわかりづらいことがあります。

この質問に対しては、持久走のように、甘えが出やすいものにたとえるとわかりやすいと思います。私は高校のとき、体育の持久走で１０㎞くらいの距離を走ったことがありました。クラスの中には、なかなかの好タイムで走り切った人もいれば、体力がなくて５㎞くらいで脱落してしまった人もいました。では、その完走できなかった人に甘えはあったのでしょうか。おそらくあったと思います。全力を絞り出せばもっと長い距離を走れたはずです。ただし、好タイムで１０㎞を走り切った人も含めてほぼ全員に多少なりとものの甘えはあり、何をもって誰の甘えが一番大きいと判断することは難しいことです。これを発達障害の症状に置き換えて考えてみると、ある子どもにとって５分間宿題をし続けることは、他の子どもが３時間勉強をし続けることに匹敵するくらいの辛抱を要するかもしれないわけです。

したがって、この質問への回答は「どこまでが甘えかはわかりづらいが、苦手なせいで結果が出せないことを甘えや怠けのせいだと捉えないように注意は必要」ということになります。ただし、保護者の方がこの質問をされるときというのは、たいていの場合、甘えの部分は認めたくないという思いがあるようです。したがって、どこまで甘えかはわかりづらいことをお伝えすると同時に、「人は常に全力投球できるわけではないので適度に手を抜くことは大切である」と付け加えてお答えするようにしています。

先ほどの持久走の話に戻ると、そもそも体育の授業でいちいち全力を絞り出す必要はあるでしょうか。本当に全力を絞り出したら、その後の授業はおそらくほとんど集中できなくなるでしょうし、無理をすると体調を崩してしまう人もいるでしょう。好タイムをねらいたい人や体力がないなりに完走を目指したい気持ちが強い人は頑張ろうとするでしょうし、体調が心配な人や放課後の部活でのトレーニングのほうを大切にしたい人はなるべく疲れないように体力を温存するかもしれません。

そのように、何をどこまで頑張るかを判断できるようになることのほうが大切なのです。自分にとって何が大切でどこに力を入れるかを判断することは、発達障害がある人にとって難しいことかもしれませんが、将来社会に出ていくことを考えると、非常に重要なことです。

●発達障害という「概念」はなぜ必要なのか

発達障害の普及啓発がすすみ世間の理解は深まりつつありますが、一方で、保護者の方々の声を聞くとネガティブな受け取り方をされていることが多いとは感じます。もちろん、他の大多数の人と違う発達障害の特性は生きにくさにつながることがあり、親としては子どもに辛い思いをさせたくないでしょうから、ネガティブな受け止め方になるのは当然かもしれません。

しかし、発達障害について生じているさまざまな誤解も、このネガティブな受けとめ方の理由になっているように感じます。診療をしていると、「いつもトラブルを起こしている同級生がいて、やっぱりその人も発達障害で」というような言葉を保護者の方からよく聞き、発達障害がある子ども＝トラブルメーカーというイメージになってしまっていることが少なくないことに気づかされます。実際に、診療をしていると、発達障害がある子どもが理解のない環境で育っているうちに、物事を被害的にとらえ、攻撃的な感情を抱きやすくなってしまったケースに遭遇することはたくさんあります。

保護者がそのようなネガティブなイメージを強く持てば持つほど、「ふつうの子ども」にさせようと厳しくしつけてしまう危険があるかもしれません。ところが、どんなに厳しくしつけられても発達障害の特性が消えるわけではありません。むしろ、理解のない厳しさによって二次障害を起こしてしまい、さらにネガティブなイメージを生んでしまうという悪循環に陥ってしまいます。

＊

今日の発達障害の概念が作られてきた歴史を振り返ると、発達障害の概念が、適切な支援の必要性を背景に生まれてきたものであることがよくわかります。本来、発達障害の診断は、理解のある育て方を可能にするために行われるものなのです。もちろん、発達障害があってもなくても、安定した適応をするためには正しい理解が得られる環境で育てられることが大切です。けれども、発達障害の特徴的な特性がある人に対して、周囲が正しい理解をして適切な環境を提供することは容易ではありません。だからこそ、その特性を理解しやすいように今日の発達障害の概念が作られてきたのです。

つまり、発達障害というものが元々存在して、それに対して支援や配慮を考えていくようになったわけではなく、支援や配慮を考える必要性が生じたから発達障害の概念が形作られてきたわけです。そして、その概念に当てはまる特性を持ち、支援や配慮を受けるために発達障害と診断を受け、適した環境で育ち、二次障害を伴なわずに平和に人生を満喫している人々が大勢います。

次回からは、発達障害の歴史を振り返り、現在の発達障害の概念が形作られてきた経緯を踏まえながら、発達障害とはそもそも何であるかについて考えてみたいと思います。

〔文献〕
(1) 篠山大明・本田秀夫「自閉スペクトラム症は増えているのか」、『臨床精神医』45(1)、2016年、29―34頁

第2章 発達障害の歴史①——ADHDの誕生

●社会と発達障害

発達障害のひとつであるADHD（注意欠如・多動性障害）がどう生まれたかについては、ハンター・ファーマー仮説というものがあります。ADHDは元々狩猟民族として生活していた人たちが持っていた特徴であって、彼らが農耕民族の社会に入ったために困難さが生じたとする仮説です。もちろんADHDの祖先がみんな本当に狩猟民族であったというわけではなく、これを提唱したトム・ハートマン自身もこの仮説に科学的根拠はないことを承知のうえで、ひとつの考え方として述べているにすぎません。したがって、説の信憑性という点では疑問がありますが、ADHDの特徴の理解のもとに生まれたひとつの独創的な見方として、興味をそそられます。

というのも、狩猟を行ううえではADHDの特徴が有利に働くことは多いかもしれないからです。狩猟について私は詳しくないのですが、動き回りながら獲物を探して、見つけた獲物に躊躇せず飛びかかる狩猟の営みでは、きっと多動性や衝動性が有利に働くこともあるに違いありません。また、即断・即決・即実行が求められる狩猟では、じっくり計画を立てることや、じっと座って繰り返し作業に取り組む集中力は求められないことでしょう。この仮説の何よりおもしろいところは、ＡＤＨＤであっても困らない生活スタイルが存在する可能性を主張している点です。つまり、主な日々の活動が狩猟であるような社会で生活すれば、ＡＤＨＤが障害にならないであろうことを述べているのです。もっとも、そのような社会ではＡＤＨＤという概念自体生まれることがなかったでしょう。

アメリカ精神医学会によって出版され国際的に用いられている診断基準である『精神障害の診断と統計マニュアル第５版（ＤＳＭ―５）』では、ＡＤＨＤの診断には、症状が「社会・学業・職業的機能を損なわせているまたはその質を低下させている」という条件が設けられています。同様に、自閉スペクトラム症の診断においては、「社会的、職業的、他の重要な領域で臨床的に意味のある障害を引き起こす」ことが条件となっています。つまり、社会生活の中で困難が生じてくるものが、ＡＤＨＤや自閉スペクトラム症などの発達障害と呼ばれているわけです。ハンター・ファーマー仮説からもわかるように、障害であるかどうかの決定には、神経生物学的基盤だけではなく社会との相性もかかわってくるのです。

●不注意による困り感から解放されたＡくん

社会環境との相性について考えるために、小学校で授業に集中できないことが問題になっていたＡ

くんの事例を紹介します。

　Ａくんは小さい頃から非常に活発ではありましたが、低学年までは特別な配慮を必要とするほどの不注意はみられませんでした。ところが、５年生になり勉強が難しくなってくると、授業が退屈でじっとしているのが苦痛だと述べるようになりました。授業中は集中力が持続せず体をもじもじさせるため、担任の先生がたびたびＡくんに注意を与えていました。さらに、授業中に他の子に話しかけたり立ち上がってしまったりすることもありました。また、家庭へのお便りや宿題のプリントがほとんど管理できないことも問題となりました。

　その後、Ａくんは学年がひとつ上がり６年生になりました。クラス替えはありませんでしたが担任が替わりました。すると不思議なことに、授業中に他の生徒の迷惑になるような行動がほぼなくなったのです。それだけではなく、Ａくんはお便りや宿題プリントの管理も概ねできるようになりました。

　詳しく聞いてみると、新しい担任は、Ａくんが授業中落ち着かなくなることに気づいていましたが、多少もじもじすることは問題視せずとくに注意を与えることはしなかったそうです。それに加え、Ａくんの集中力が切れてくると、何か物品を取りにいくなどの役割を与え、授業中に１、２回は立って体を動かせるようにしていたのでした。プリントの管理ができるようになった理由についてＡくんに尋ねると「前よりずっと少ないから」という実にシンプルな回答が返ってきました。前年度適切に管理できなかったのは大量のお便りや宿題のプリントが毎日配布されていたからでもあったわけです。

　ＡＤＨＤの生まれ持った特性は後から環境によって変化するものではないのですが、生活に支障をきたすかどうかは、その人の置かれた状況によってずいぶん異なることがよくわかる例です。

外見や性格などの人の特徴の大部分は、遺伝と環境の両方の影響により決定しますが、発達障害も同様です。発達障害の場合、遺伝が大きな割合を示すことが知られており、最近の研究によれば自閉スペクトラム症の原因の９０％前後、ＡＤＨＤの原因の８０％前後が遺伝によると考えられています。残りの環境要因も、胎内環境や出生時の状況などのように、生まれるまでの要因がほとんどであり、子育ての仕方が発達障害の発症に影響することはありません。遺伝的要因とは言っても、特定の遺伝子によって特徴が決定するわけではなく、多数の遺伝子の組み合わせによって自閉スペクトラム症やＡＤＨＤなどのなりやすさが決定します。

人類の遺伝子は今でもゆっくりと変化し続けていますが、遺伝子の変化が生じるためには通常長い時間を要するので、発達障害に関連する遺伝子の大部分ははるか昔から存在していたはずです。したがって、今であれば発達障害と診断される人たちが、「発達障害という概念」の誕生よりもずっと前から存在していたであろうことは明らかです。

●発達障害の歴史

発達障害の概念が作られてきた歴史背景を学ぶと、各時代のさまざまな場面で、どのような特性によって、どのような支障が生じていたのかを感じ取ることができます。この理解は、社会のあり方と発達障害概念の存在の必要性との関係を考える一助になります。また、歴史を見返すことで、いまだに不明な点が多い発達障害の生物学的基盤について、昔の人がどう考え、それが概念形成にどのような影響を与えたかを知ることができます。

発達障害の概念が歴史的にどう変わってきたかを学ぶことは、今の発達障害の概念の存在意義と不完全さについて理解を深めることにもつながると思いますので、これからしばらくは発達障害の歴史を振り返って整理してみることにします。

●ADHD概念の誕生まで

まず、ADHDの概念はどのように生まれたのでしょうか。国際的な診断基準で多動性が注目されるようになったのは1968年のDSM—IIからで、1980年のDSM—IIIでは不注意を中心症状とした診断基準が設けられ、1994年のDSM—IVでADHD（attention-deficit hyperactivity disorder）という診断名が登場します。しかし、ADHDと思われる状態については百年以上前の古い文献でも報告されていますので、よく知られているものをいくつか紹介します。

アレクサンダー・クリックトン（1763—1856）

スコットランドの医師であったアレクサンダー・クリックトンによる〝An Inquiry into the Nature and Origin of Mental Derangement〟（『精神錯乱の本質と起源についての探求』、1798年）は医学的文献で、今日のADHDに相当するものについて書かれた文献では最も古いもののひとつとして知られています。今で言うＡＤＨＤの不注意優勢状態のような子どもたちについて書かれていますが、①外的な刺激によってすぐ気が散ってしまうことと、②生まれ持ったものである可能性があり、幼少期から特徴がみられることが述べられています。②は、今でも発達障害を診断するうえで重要な点です。

クリックトンは、このような子どもたちの注意の困難さは外的要因の影響を大きく受けている一方で、この顕著な不注意症状が生まれ持ったものでもある可能性について述べています。つまり、不注意による落ち着かなさが、教育的、社会的側面を持つと同時に生来の特性という医学的な側面も持つことを示唆しています。

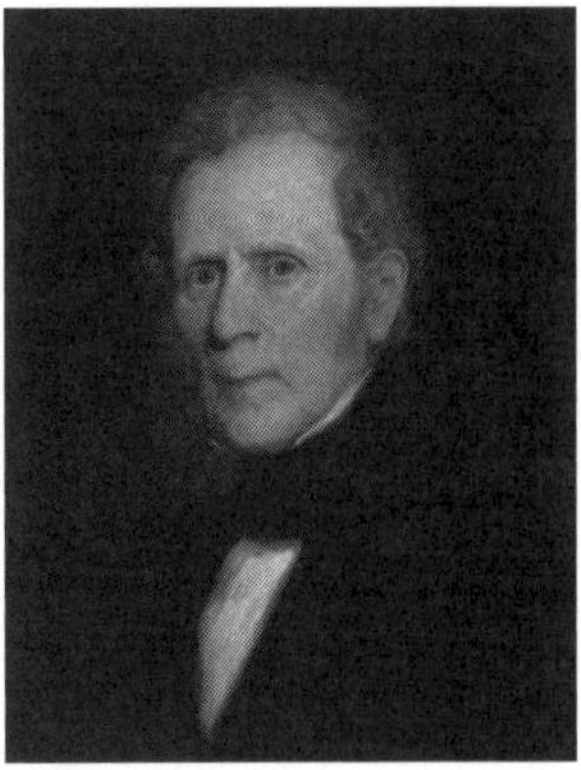
アレクサンダー・クリックトン

この論文にある「ムチの恐怖を与えても、どんなご褒美の約束をしても、彼らをラテン語やギリシャ語の文法の学習に集中させることはできない」という記述から、当時の教育者たちがなんとかしようと試行錯誤していた様子が想像できますが、クリックトンはこのような子どもたちに適さない方法で教育をし続けることの無意味さを指摘しています。すでに１８世紀において、現在の特別支援教育に通じる考え方を述べていることに驚かされます。

ハインリヒ・ホフマン（1809―1894）

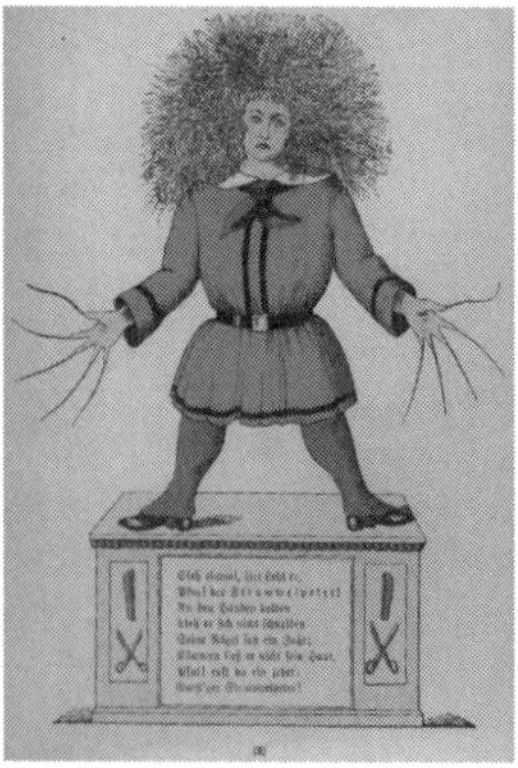

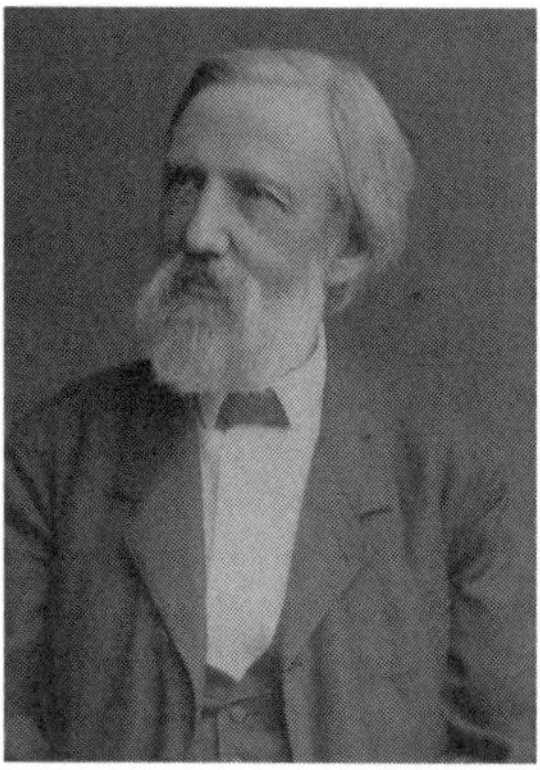

ハインリヒ・ホフマン（右）と1917年版“Struwwelpeter”の挿絵（左）

ADHDの典型的な症状を描いている文学作品としてよく挙げられるのは、ドイツの医師であったハインリヒ・ホフマンの作品“Struwwelpeter”（邦題『ぼうぼうあたま――ちいさいこどものおもしろいはなしとおかしなえ』、原著1845年）です。文学作品とは言っても子ども向けの絵本で、ホフマン自身が絵を描いており、10人の登場人物による10の話が含まれています。この中の「落ち着きのないフィリップの話」でADHDの典型的な特徴が描かれています。

両親に注意されても夕食の席でじっと座っていることができないフィリップという男の子が、椅子が倒れそうになり慌ててテーブルクロスをつかんだところ、テーブルクロスごと食卓の上のものがすべて床に落ちてしまう話です。両親の反応についてもわかりやすく描かれていて、父親は、初めは真剣な口調で席に座っているようにフィリップに伝えるのですが、母親は行儀よくできないフィリップを見て割と早い段階からすでに機嫌を損ねています。そして、最後に食事がすべて床にぶちまけられると両親とも腹を立ててしまいます。

まだＡＤＨＤという診断名は存在しない時代の作品ですが、たった数十行の短い文章のなかだけでも、ＤＳＭ—５による現在のＡＤＨＤの診断基準に含まれる特徴を表す表現がたくさん含まれていいます。不注意症状としては「注意を持続することが困難」「話しかけられたときに聞いていないように見える」「指示に従えない」などが当てはまり、多動性・衝動性としては「椅子の上でもじもじする」「じっとしていない」が当てはまります。さらに、両親がこのことで機嫌が悪くなっているという点から、「症状が、社会的、学業的、または職業的機能を損なわせている」という条件も満たしていることになります。

ここで留意しなければいけないのは、この作品をホフマンが描いた理由が自分の息子を楽しませるためであったことです。礼儀作法に関する教訓としての意味合いはあったかもしれませんが、病的な行動を描写する意図はありませんでした。おそらくホフマンとしては、社会の中でマナーが重視される場面のひとつである食事で子どもにありがちな場面を誇張して描いただけなのではないかと思います。それを後の人々がＡＤＨＤについて描いた文学作品として取り上げるようになったことが興味深いところです。

ジョージ・フレデリック・スティル（1868―1941）

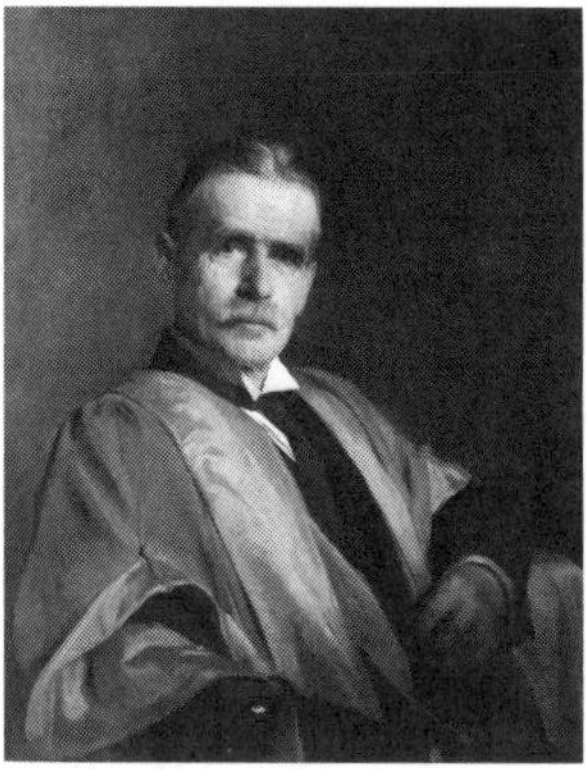

ジョージ・フレデリック・スティル

医学的診断分類としてのADHDにつながる概念を初めて発表した医学論文は、世界的権威のある医学雑誌『ランセット』で発表されたイギリスの小児科医師ジョージ・スティルによる3本の講義録（1902年）であると言われることが多いようです。しかし、この講義録は「道徳的統制の不全」がテーマであり、今でいうADHDについて記述した内容ではありません。道徳的統制ができるかどうかは、元々生物学的・医学的な問題ではなく、社会的ルールの遵守に関する社会的あるいは教育的な問題なのですが、スティルは、社会のルールから逸脱する行動や状態を病的と見做し、その生物学的背景を分類しました。

ところが、道徳的統制の不全というのはあまりにも幅広い概念であって、スティルが報告した子どもたちの多くは知的な能力の低さや身体的疾患によって特徴的な行動が出現した症例であり、今日のADHDとは大きく異なるものでした。しかし一方で、知的な能力の低さ、身体的疾患、養育環境などでは説明がつかないような道徳的統制の困難さを呈する症例も報告されており、その中には、集中ができず注意を持続できない子どもたちがいることが述べられていました。スティルが報告したこのような子どもたちの一部は、おそらく現在であればADHDと診断される症例であったと考えられます。

●「微細脳機能障害」からADHDへ

社会から逸脱した行動に医学的解釈を当てはめたスティルの報告は、子どもの「問題行動」を医学領域で扱うことの先駆けになりました。1910年代後半に北アメリカで嗜眠《しみん》性脳炎が流行し、脳炎の後遺症として不注意や多動を含むさまざまな症状を呈する症例が報告されました。

これらの報告によって、子どもの「問題行動」の背景には、脳損傷によって生じた神経学的な機能不全が存在すると考えられるようになりました。その結果、1959年頃パサマニックらによって、知能が正常であるにもかかわらず行動異常や学習能力の障害を持つ子どもたちを表す概念として、「微細脳損傷」(Minimal Brain Damage)という用語が提唱されました。

微細脳損傷という用語は、脳炎後遺症や脳損傷を有する症例にみられた特徴から、行動異常や学習能力の障害がある子どもには脳損傷が生じているであろう、と病因を推測して作られた用語です。しかし、多動性や学習困難を示す子どもの大部分では明らかな脳損傷を確認できるわけではなかったことから、1960年代に入ると、「微細脳損傷」は、もっと曖昧な「微細脳機能障害」(Minimal Brain Dysfunction)という用語に置き換わりました。

1970年代以降、国際疾病分類(ICD)やDSMの診断基準が整備されてくると、この微細脳機能障害でみられる多彩な特徴が、運動機能、学習能力、行動特徴などに分けて分類されるようになりました。運動機能に焦点を当てたものが現在の発達性協調運動症、教育学的な視点で捉えて認知的な側面に焦点を当てたものが現在の限局性学習症（学習障害）、そして、不注意、多動性、衝動性などの行動特徴に焦点を当てたものが現在のADHDとして、概念が整理されました。

●特徴自体はありきたりなもの

日本でADHDが広く認知されるきっかけとなった「のび太・ジャイアン症候群」という用語があります。『ドラえもん』の登場人物にADHDの特徴がみられることから、精神科医の司馬理英子によって造られた用語です。

ADHDらしい人物が登場する子ども向けの物語は『ドラえもん』だけではありません。社会生活や学校生活において大人から見て困る子どもの行動を描こうと思うと、ADHD的な子どもをイメージする作家が多いからだと思います。そして、そのような子どもが描かれた作品では、通常その作品を見るだけで、ADHDの診断基準になっている症状のいくつかを拾い出すことができます。ADHDの特徴は目に見えやすいものであるからです。ホフマンの絵本に登場するフィリップもそうでした。

学業への集中や社会的マナーの遵守が求められる場面では、多くの子どもが大人から注意を受けます。このような場面で社会の求めに応じられない子どもは決して珍しくありません。その中でもとりわけ目立つ子どもたちがいて、歴史を振り返るとそれがADHD概念の始まりであったことに気づかされます。つまり、元々の特徴自体は子どもにありきたりなものであって、程度が強いというところが正常から逸脱しているとされる部分なのです。「大人から見ると困る子どもたち」という、幅広く曖昧であった概念の内容を絞り込んでＡＤＨＤという概念を作り上げたとも言えるかもしれません。

言い換えると、広いスペクトラムを持つ概念を絞り込んで作られた概念が、ＡＤＨＤであると理解できます。そのため、ＡＤＨＤの中核群が何であるかについては、専門家の中でも不明瞭で、共有しにくい部分なのではないかと思います。概念がどのような方向に変わっていったかという点では、次回に紹介する自閉スペクトラム症とは正反対です。その意味で、ＡＤＨＤと自閉スペクトラム症は同列に考えるべきものではないかもしれません。それについては、自閉スペクトラム症の概念を紹介した後に考察していきたいと思います。

第3章 発達障害の歴史②——自閉スペクトラム症の「原因」

本章と次章は、自閉スペクトラム症の歴史を振り返ります。この歴史は、「自閉症」の発見から始まります。1943年のカナー（Leo Kanner）の報告により自閉症の概念が誕生して以来、さまざまな変遷を経て今日の自閉スペクトラム症概念が形成されましたが、その中のとくに2つの大きな変化に注目したいと思います。ひとつは今回とりあげる、自閉スペクトラム症の原因として想定されたものに関する変化で、もうひとつはスペクトラム概念の導入という変化です。

本章は自閉症の発見から、原因として想定されたものに関する変化が起きるまでの過程をたどります。かつて自閉症は、親の不適切な子育てが原因だと言われていた時代がありました。しかし現在その考え方は完全に否定されています。とはいえ、自閉スペクトラム症の原因については、未だに解明されていません。では、原因について不明な点を多く残しながらも、なぜ現在「子育てが原因で生じることはない」と言われるようになったのか、その経緯について考えます。

●なぜ「自閉症」と呼ぶのか

歴史を振り返る前に、「自閉症」という用語について少し考えてみたいと思います。ＡＤＨＤ（注意欠如・多動症）は名前のごとく、注意の欠如と多動を特徴とする診断分類なのでわかりやすいのですが、自閉症がなぜそう呼ばれているかについては説明が必要でしょう。

"autism"（自閉）という言葉は元々、１９１１年頃にスイスの精神科医であったブロイラー（Eugen Bleuler）が、統合失調症の症状を記述するために生み出した造語でした。日本語では「自閉」と訳されたため、「自ら閉ざす」というイメージにつながり、「自閉症」と「引きこもり」を一緒くたにするなどの誤解の元になっています。しかし本来、"autism"に「閉」の意味はありません。由来はギリシャ語の「autos-（自己）」と「-ismos（状態）」で、統合失調症患者が現実から離れて自分の内的世界にこもる状態を記述するために用いられた語でした。

"autism"を自閉症や自閉スペクトラム症の概念を表すために用い始めたのは、米国のレオ・カナーとオーストリアのハンス・アスペルガー（Hans Asperger）でした。２つの離れた国でほぼ同じ時期にこの２人が同じ"autism"という言葉を用いたのはおそらく偶然だと思われますが、きっと対人的相互作用を回避する子どもたちを見て、カナーもアスペルガーも"autism"の言葉が頭に浮かんだのでしょう。この用法がそのまま定着し、現在では、「自閉」は統合失調症の症状としてではなく自閉スペクトラム症の特徴として用いられることがほとんどです。

"autism"の日本語訳である「自閉」という二字熟語自体は、カナーによる自閉症の報告よりも前から日本において使われていたようです。つまり、統合失調症の対人関係の特徴としての"autism"を表すために造られた訳語としての「自閉」が、そのまま自閉スペクトラム症にも使用されたのです。今日の自閉スペクトラム症概念に相当する人たちは、健康な状態であれば決して人を避ける人たちではないし、ましてや閉じこもろうとするような性格が暗い人たちでもありません。精神科診断用語はときどき呼称変更が行われるので（たとえば分裂病→統合失調症、痴呆症→認知症、神経性無食欲症→神経性やせ症など）、もし「自閉」に代わる適切な用語が提唱されれば、自閉スペクトラム症も呼称が変更されるかもしれません。そうなると、世の中の人が抱くイメージも少し変わってくるのではないでしょうか。

●自閉症概念の誕生

ここで、自閉症概念の誕生に関係する歴史的な文献をいくつかご紹介しておきます。

ランドン・ダウン（1826―1896）

イギリスの医師であり、ダウン症の名前の由来にもなっているランドン・ダウンは、今日の自閉症に相当すると考えられる症例をすでに19世紀に報告していました。知的障害者施設の管理者であったダウンはサヴァン症候群を報告したことでも有名ですが、臨床観察に基づいて知的障害を分類したことでも知られています。ダウンは著書（On some of the mental affections of childhood and youth [1887]）の中で、周囲に打ち解けず自分のことに没頭し、反響言語が多く、周りの状況にかかわらず自分の世界の中で生きているようであり、すぐれた記憶力を持っている子どもたちについて記述しています。その子どもたちの一部は生後すぐに発達の異常を認め、言葉の獲得がなく、リズミカルに体をゆすり続ける動き（常同運動）がみられたと記載されています。

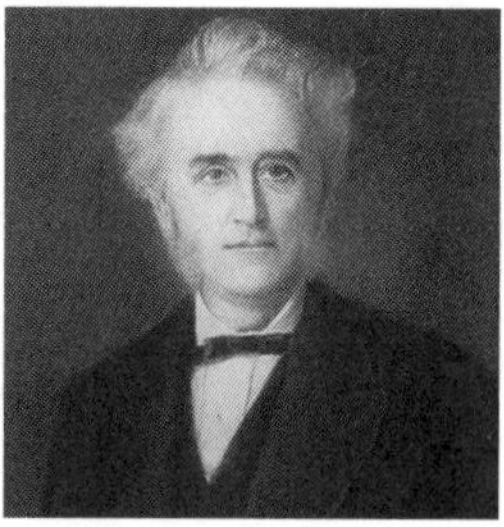

ランドン・ダウン

レオ・カナー（1894―1981）

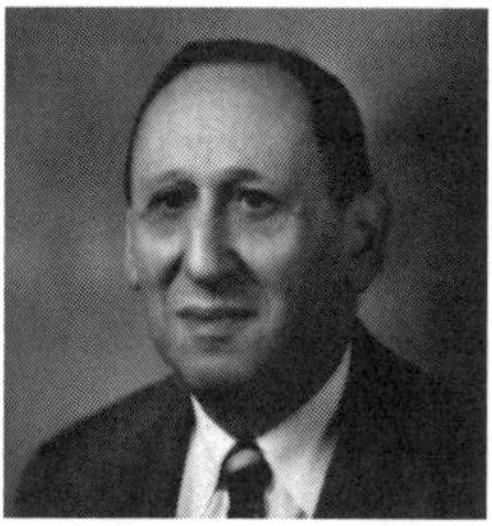

レオ・カナー

冒頭でも触れたように、自閉症概念を最初に確立したのは、アメリカ合衆国における最初の児童精神科医として知られるレオ・カナーによる1943年の報告でした。カナーは、言語的コミュニケーションの障害、対人的相互反応の障害、優れた記憶力、常同行動、反響言語などの特有の症状を呈する児童11名について報告し「早期乳幼児自閉症（early infantile autism）」と名付けました。報告された11名は、幼少期の頃から典型的な自閉症の特性が観察された子どもたちでした。

カナーは、統合失調症との類似点や、親のかかわり方の影響の可能性について考察はしつつも、この子どもたちの対人関係に関する障害は、生来の生物学的な原因によることが想定されると述べています。

ハンス・アスペルガー（1906—1980）

オーストリアの小児科医であったアスペルガーが1944年に報告したのは、共感能力の欠如、一方的な会話、特定の興味への没頭、ぎこちない動作などを呈する4名の男児でした。カナーが報告した症例とは特徴がだいぶ異なるものの、この4名もやはり今日では自閉スペクトラム症と考えられる症状を呈しています。アスペルガーは、報告した症例を「児童期の自閉的精神病質（die Autistischen Psychopathen im Kindesalter）」と名付け、心理的、教育的、社会的な困難さを引き起こす特徴であることを述べています。

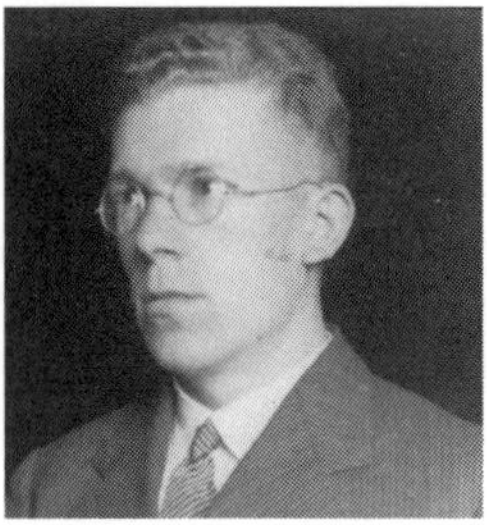

ハンス・アスペルガー

●自閉症概念の混乱

1943年のカナーによる報告の後、1950～60年代にかけて、2つの点で概念の混乱が生じました。ひとつが統合失調症との混同で、もうひとつが自閉症の心因説（いわゆる「冷蔵庫マザー」説）です。

統合失調症との混同

カナー自身は自閉症と統合失調症の共通点を指摘しつつも、自閉症を子どもの統合失調症と捉えることには慎重でした。けれども、1960年代頃まで自閉症は児童期統合失調症に含まれる概念として認識されることが多く、アメリカ精神医学会の『精神障害の診断・統計マニュアル（DSM）』でも、1968年出版の第2版（DSM—Ⅱ）までは、自閉症に相当する概念を統合失調症の小児型と記述しています。1960年代後半以降になり、ようやく自閉症が統合失調症とは異なる病態であることを示唆する研究が発表され、1980年に出版されたDSM—Ⅲでは自閉症が統合失調症と明確に区別されました。

冷蔵庫マザー説

カナーが、自閉症の対人関係の特徴として、親のかかわり方の影響を考察していたのには理由があります。それは、カナーが報告した11例の自閉症の子どもたちの両親たちが、カナーから見て温かい父親や母親ではなかったからです。両親はみな知性が高く、さらに、大部分の症例では、両親だけでなく祖父母や親族も、人間よりも科学、文学、芸術により強い興味を持つ人たちであったとカナーは述べています。それでも、1943年の報告では、生まれて間もない時期から自閉症の特徴が見られていたことから、親のかかわり方だけでは説明がつかず、生来の特性による部分があるだろうと結論付けています。

カナーのところに子どもを連れて受診した両親たちが知性的であったのは、考えてみれば当然のことでした。わざわざ名門ジョン・ホプキンス大学でアメリカ初の児童精神科医であるカナーを受診した、経済的な余裕がある両親たちであったからです。しかし、両親たちが知性的である反面、冷淡であると感じたカナーは、1949年の論文では「母親の温かさの足りなさ」が自閉症に影響している可能性を述べ、そこから自閉症の原因が母親の冷たさであるとする「冷蔵庫マザー理論」が提唱されました。カナー自身は後にこの考え方を改め、親の育て方の責任ではないことを明言していますが、この冷蔵庫マザーの考え方を強く支持した人もいます。その一人が心理学者のベッテルハイム（Bruno Bettelheim, 1903―1990）でした。

1950年代から1960年代にかけて、ベッテルハイムらによって自閉症は情緒障害であるという誤った概念が普及し、子どもの自閉的な行動が両親の人格や育児態度の欠陥によって生じていると考えられるようになりました。

「冷蔵庫マザー説」の否定

自閉症が情緒的な異常ではなく言語と認知の障害であることを主張していたイギリスの児童精神科医ラター（Michael Rutter, 1933—）は、1977年に自閉症の遺伝的素因を示す研究を発表しました。同じ親のもとで育っている双子たちにおいて、一卵性双子では一人が自閉症だともう一人も自閉症になることが多いのに対し、遺伝的に同じではない二卵性双子の場合は、片方だけが自閉症であることが多いことが示されたのです。

これによって、自閉症は親の養育態度ではなく、生まれ持った遺伝的要因で決まる部分が大きいと証明されました。それだけではなく、てんかんが併発しやすいこと、頭囲が大きくなりやすいことなどの報告からも、自閉症が神経学的な発達の異常であることが示唆されました。これらの研究結果によって、自閉症は情緒的な異常ではなく、脳の発達における生物学的差異が原因であるとする理解が研究者の間に定着しました。

●ルーマニア孤児の研究が示したこと

冷蔵庫マザー説の否定は、あくまでも自閉症には遺伝的な寄与が大きいこと、そして神経学的疾患としての一面を持つことを示したにすぎず、親の子育ての影響がないことを証明したわけではありません。実際に、心理的ネグレクトによって子どもに自閉症のような症状が出現することを示した有名な研究があるのでご紹介します。

この研究は、ルーマニアの孤児院で育てられた子どもたちを対象にした調査です。当時の孤児たちが育てられたルーマニアの国営施設は、食事と着替え以外のケアはまったく与えませんでした。1989年にチャウシェスク政権の独裁体制が崩壊すると、ルーマニアの孤児たちは次々と養子に出されました。イギリスの家庭に養子として引き取られた孤児111名を4歳の時点で調べたところ、6%に自閉症と診断できる特徴がみられました。しかし、その子どもたちも、イギリスの家庭の適切な養育環境のもとで過ごし6歳になった頃には、自閉症様の症状が大幅に軽減しました。さらに、その子どもたちには、通常の自閉症にみられるような頭位の異常や、男児率の高さも認めませんでした。では、この孤児たちは「自閉症」ではなかったのでしょうか。

●診断基準だけでは決まらない自閉症概念

ルーマニアの孤児たちを「自閉症」と呼ぶべきかどうかについては、ラターらの論文の中でも議論されました。そして、症候学的な定義の上では自閉症に当てはまるにもかかわらず、この孤児たちは「自閉症の亜型」ではなく「疑似自閉症」と名付けられました。つまり、「心理的ネグレクトでも自閉症になる」ことは認めず、「心理的ネグレクトによって自閉症の、、、、ような状態になる」と結論付けたのです。

ルーマニア孤児研究が行われた当時の国際的な診断基準であったDSM—Ⅲ-Rや国際疾病分類

（ICD）第10版も、今日の診断基準と同様に自閉症を症候学的に定義していました。その定義には当てはまるにもかかわらず、ラターらは自閉症ではなく疑似自閉症と捉えました。なぜでしょうか。

それは、自閉症には「理念的なモデル」とでもいうべきものが存在しており、症候学的な自閉症の診断基準だけで概念づけられるものではなかったからです。診断基準は、あくまでもその理念型を言葉で表そうとしたものに過ぎません。元々の理念的なモデルは、カナーが報告した症例によって作られたものであり、それと異なる原因、経過であったことから、ネグレクトによって生じたルーマニア孤児たちの状態は、自閉症とは似て非なるものと見なされたのです。

●自閉症概念の変化

このように、自閉症の概念をめぐってはさまざまな研究と議論が行われてきました。養育環境が原因であると考えられた時期を経て、神経学的な発達の異常であることを示す研究成果が発表され、自閉症の原因は子育てではないことが専門家の間で常識となりました。その結果、自閉症の概念そのものにいつからか新たな要素が加わったように私は思います。それは、自閉症が養育環境によらないものであるという概念、逆に言えば、養育環境によって生じるものは、たとえ自閉症のように見えてもそうは呼ばないという考え方です。

ルーマニア孤児の研究の報告で「疑似自閉症」という言葉が用いられたのは、自閉症概念にその新たな要素が加わる引き金になったと思われます。あるいは、すでに存在していたその考え方を後押ししたかもしれません。実のところ、ネグレクトが通常の自閉症とまったく同じ状態を引き起こす可能性に関しての最終的な結論はまだ出ていません。しかし、心理的ネグレクトにより自閉症同様の症状が出現し、環境を改善したことでその症状が消失したルーマニア孤児たちが疑似自閉症と呼ばれたことで、真の自閉症は、養育環境が原因ではない発達早期からの特性であり、その特性は生涯持続するという考えがますます定着したと思われます。そして、今日の臨床においても、自閉スペクトラム症の原因は養育環境ではないという大前提が受け継がれています。

第4章　発達障害の歴史③——「スペクトラム」とは何か

前章で述べたように、冷蔵庫マザー説が否定されたことで、自閉症の概念はそれまでとは一転しました。この概念の変化、すなわち、自閉症は親の子育て方法が原因ではないという認識が定着したことには、2つの重要な臨床的意義があります。

ひとつは、予後の見通しをつけられるようになったことです。養育環境が原因で生じる変化まで自閉症の概念に入れてしまうと、環境調整によって消失する可能性がある特徴も含めた診断概念となります。しかし、元々の特性のみを自閉スペクトラム症の特性と捉えることで、自閉スペクトラム症の特性は通常生涯持続するものとして受け止めることができます。持続する特性として受け止めることによって、支援の方向性を明確にすることが可能となります。

もうひとつは、自閉症が子育てのせいではないことを断言することで、親が安心して養育を行えるようになりました。実は、診察室で自閉スペクトラム症などの発達障害の診断が告げられたときに、「やっぱりそうでしたか」と安堵の表情を浮かべるお母さんは少なくありません。自分の子どもがみんなと同じことができていないのは、自分の育て方がいけなかったり、自分の努力が足りなかったりしたせいかもしれないと、自らを責めていたからだと思います。自閉スペクトラム症という特性が存在し、それが子育てのせいではないとわかることで、親自身が罪悪感を抱く必要はなくなり、また、周囲に責められることもなくなります。結果として、親が良好な精神健康状態を保ち子どもを正しく理解することにつながります。

原因に関するこの概念の変化が当事者や支援者に与えた影響を引き継ぎながら、さらに概念の大きな変化をもたらしたのが１９８０年頃の「スペクトラム概念」の導入です。このことにも重要な臨床的意義があります。今回は、スペクトラム概念が導入された背景について概説し、その影響について考えます。

●スペクトラム概念の誕生

「自閉症スペクトラム」の用語の提唱者は、「アスペルガー症候群」の命名者でもあるローナ・ウィング（Lorna Wing, １９２８―２０１４）です。イギリスの精神科医であったウィングは、自身の娘が自閉症と診断されたことをきっかけに自閉症研究の道を進みました。１９８０年頃、ウィングは、自閉症には典型例だけでなく周辺群（典型的な自閉症ではないが自閉症と共通する特徴を持つ人たち）があることに注目しはじめました。ウィングが周辺群に注目するきっかけとなったのは１９７９年の疫学調査でした。この疫学調査では、カナーによる自閉症の基準は満たさないものの、社会性、コミュニケーション、想像力の「３つ組みの障害」がみられる子どもたちが多数いることが報告されました。

ウィングはここで、3つ組みの障害を持ちながらも自閉症とは診断できない人と、自閉症と診断される人との間に、明確な境界線がひけないことを見出しました。イギリスの元首相ウィンストン・チャーチルの“Nature never draws a line without smudging it.”（「自然は必ず境界線をぼかす」というような意味）という言葉を引用し、ウィングはこの3つ組みの障害について、白黒をつける診断よりも、「スペクトラム（Spectrum）」として解釈するのが適切であることを述べました。

● “continuum”から“spectrum”へ

ウィングは、社会性、コミュニケーション、想像力の3つ組みの障害がさまざまな形式で現れることを報告し、観察された行動特性を、孤立型、受動型、積極奇異型に分類しています。形式はこのように多様であるものの、この3つ組みのそれぞれの特徴がそろって出現することが多く、かつ強いこだわり症状と関連していることがウィングの調査で明らかになりました。この結果から、ウィングはこの多様な形式で現れる3つ組みの障害がひとつの概念としてまとめられることに気づき、「自閉症スペクトラム」と呼びました。

日本ではスペクトラムに「連続体」という訳語があてられることが多いのですが、ウィングが述べた自閉症のスペクトラム概念は、決して軽度な自閉症から重度な自閉症まで滑らかな連続体であることを意味するのではありません。スペクトラムという言葉は単なる連続体だけではない意味を含みます。実は当初、ウィングは連続体を意味するcontinuumを用いた“autism continuum”という用語を提唱しました。後になって〝autism spectrum〟に言い換えたのです。この変更にはどのような意味があったのでしょうか。

この変更は、おそらくこの概念が画一的な特性を表すものではないことを強調するためであると思われます。スペクトラムという語も連続体という意味で用いられることがありますが、「幅広いスペクトラム」という表現のように、関係するひとつの概念の中の「多様性」を表すために使われる言葉でもあります。continuum から spectrum への変更は、多様な臨床像をひとつの概念としてまとめる意味合いが込められているのです。

●概念を拡大することの意義

自閉症にスペクトラム概念が導入されたことで、必然的に自閉症概念は拡大されました。1979年のウィングの疫学調査では、カナー型の自閉症と診断されていた子どもが0・05％であったのに対し、3つ組みの障害を有する子どもにまで範囲を広げると0・21％であったことが報告されました。スペクトラム概念を導入することによって、この概念に含まれる子どもの比率は数倍にまで増えたことがわかります。

それにしても、なぜウィングは自閉症の周辺群に注目したのでしょうか。実はウィングが指摘したかったことのひとつは、カナーが定義した自閉症と診断される子どもたちだけではなく、このような周辺群の子どもたちにも、学校生活や日常生活において特別な支援が必要であることでした。つまり、ウィングが概念拡大を提唱した背景には、自閉症の診断がつかなくても支援を必要としている周辺群の人たちに、支援の手を差し伸べたいという思いがあったのです。

自閉スペクトラム症の概念に含まれる人々の臨床像は多様ではありますが、全体に共通する特性も存在します。とすれば、支援のあり方にも共通する要素があります。たとえば、ワークシステム（見通しを持って自立的に活動できるように支援する方法）の活用や視覚的構造化（言葉だけでなく視覚的に理解できるようにして活動を手助けすること）は、さまざまなタイプの自閉スペクトラム症の支援において役立つ手段です。このような観点で考えると、教育やケアを実践するうえでは、自閉スペクトラム症をひとつの概念として捉えることはきわめて理にかなっています。なぜならば、多様で分類が困難であった子どもたちを明解にひとつの概念として言い表すことで、支援の方向性が示しやすくなるからです。

●「スペクトラム概念に基づく診断」とは

重要なポイントは、スペクトラム概念の導入による概念の拡大が、支援の必要性という観点に基づいていることです。疾患として存在するものをどう判別するかではなく、どう分類すれば支援ニーズが拾い出せるか、という視点で作られた概念なのです。それを踏まえると、診断されることの意味が正しく理解できます。診断されるということは、「異常があります」と言い渡されることではなく、レッテル貼りをされることでもありません。自閉スペクトラム症の特性に応じた支援や配慮を受けられるようになることであり、それによって生きやすくなるということを意味するわけです。

2013年に出版されたDSM—5でも、スペクトラムの考え方が引き継がれ、「自閉スペクトラム症／自閉症スペクトラム障害（autism spectrum disorder）」という診断名が採用されています。DSM—5は診断基準としての性質上、白黒をはっきりさせる明確な定義として記載されていますが、以前述べたように、診断する条件のひとつとして「社会的、職業的、または他の重要な領域における現在の機能に臨床的に意味のある障害を引き起こしている」ことが記載されています。

自閉スペクトラム症に限らず多くの精神障害の診断基準でこれに似たような文言が書かれているのですが、これが意味するところは、診断するかどうかは、生活で障害を引き起こしている、すなわち特別な支援が必要であるかどうかで決まるということです。

このような考え方は、自閉スペクトラム症に限らず発達障害全般に言えます。つまり、診断は、何らかの疾患があることを意味するのではなく、特性を踏まえた支援の提供が望ましいことを意味します。したがって、診断だけして診療が終わりということはあり得ません。診察室で診断を行うときは必ず同時に、誰がどう支援するのかも考えなければならないのです。

●拡大し続ける自閉スペクトラム症概念

現在、自閉スペクトラム症の診断数は、国内外を問わず急激に増加しています。診断される人が増えている主な理由は、発見する感度が向上していることに加え、診断概念そのものが拡大していることだと考えられています。

１９９０年代にはＩＣＤ―10やＤＳＭ―Ⅳ、さらに前述のとおり２０１３年にはＤＳＭ―５が導入されましたが、診断基準変更の影響に関係なく、自閉スペクトラム症の診断は１９９０年代から増加の一途をたどっています。アメリカ疾病管理予防センター（ＣＤＣ）が２０００年より実施している調査では、８歳児における自閉スペクトラム症の有病率が２０００年には０・７％であったのに対し、２０２０年には２・８％にまで増加しています。なぜ診断数がここまで増加するほどに自閉スペクトラム症の概念が拡大し続けているかについては考察が必要です。

診断される人が増えていることに異議を唱えたり、違和感を抱いたりする人も多いと思います。確かに、過度な医療化（当初は医療的な問題ではなかったものが医療の対象とされること）には負の側面もあります。けれども、臨床家が幅広く診断するようになった背景には何らかの理由があるはずです。今まで述べてきたように、私たち臨床家が自閉スペクトラム症と診断するのは、自閉スペクトラム症の特性ゆえに特別な支援を提供する必要性があると考えるときです。したがって、診断される幅が広がったということは、幅広く自閉スペクトラム症の特性に配慮した支援を提供することが望ましいと認識されるようになったことを意味します。言い換えれば、現代の臨床家は、昔であれば診断されなかった程度の人を、自閉スペクトラム症と診断して支援につなげる意義があると考えるようになったとも言えます。このことの理由について次に考えてみます。

●併存する精神科的問題の治療という視点

子どもが児童精神科を受診するときの主訴の多くは、気分の落ち込みや情緒不安定などの精神科的問題です。昔であればうつ病や神経症の診断のみで治療が行われたケースでも、今日では、精神科的問題の原因が自閉スペクトラム症に起因する可能性を必ず念頭に置くようになりました。そして、もし社会的コミュニケーションの障害と強いこだわりが存在する場合は、幅広く自閉スペクトラム症の併存診断が行われるようになりました。

このように、自閉スペクトラム症と診断される人のなかには、精神科的問題が生じなければあえて医療機関に相談することもなかったような、軽度の自閉スペクトラム特性を有する人もいます。けれども、精神科的問題の背景にある自閉スペクトラム特性を幅広く捉えることには、重要な臨床的意義があります。なぜならば、自閉スペクトラム症の特性を抱えた子どもが、適切な環境が与えられないことによって不適応を起こし、反応性の症状が出現している場合、自閉スペクトラム症の特性によって生じている生活上の困難さを踏まえないことには、併存する精神科的問題の改善も見込めないからです。たとえ特性が軽度であっても、特性への理解と、特性に配慮した環境調整を丁寧に行うことが精神科的問題の改善のために重要であり、そこに幅広く自閉スペクトラム症と診断する意義があるのです。

●精神科的な問題を予防するという観点

とくに精神科的問題が生じていない場合でも、コミュニケーションの苦手さやこだわり行動が見られる子どもが自閉スペクトラム症を疑われて児童精神科の受診に至ることがあります。そのような場合、一見、日々の生活で大きな問題を生じていないように見えても自閉スペクトラム症と診断されるときがあります。

前述したように、本来、診断するということは、生活で障害を引き起こしていて特別な支援が必要であることを意味します。したがって、日々の生活で大きな問題を生じていない場合、昔であれば診断閾《いき》値以下と判断され、診断がつかなかったのかもしれません。けれども、最近になり、一見日常生活で大きな支障がないように見える人でも診断がつくことが増えたのではないかと思います。その理由は、今日の臨床家が考える特別な支援の必要性が、将来の二次的な精神科的問題を予防するための支援の必要性までをも含んでいるからです。

実は、自閉スペクトラム症の早期診断を行う最大の理由はここにあります。つまり、スペクトラム症概念が導入され診断概念が拡大したことにより、二次的な問題が出現する前の段階で、特性に適した環境を整えて将来の精神科的な問題の発生を予防するための自閉スペクトラム症診断が可能になったのです。

では、早期に診断して介入を始めることで、本当に二次的な精神科的問題を予防できるのでしょうか。実はこれを立証するのは非常に難しいことです。そもそも重度の障害がある子どものほうが早期に発見されやすいので、単純に診断時期と予後を比較するだけでは、早期介入の効果を明らかにすることはできません。けれども、早期の診断によって、理解や配慮がある環境を整えられることが良好な予後につながるであろうことは想像に難くありません。実際に、自閉スペクトラム症があり、いわゆる二次障害がきっかけで医療機関を受診した子どもたちの多くが、特性への理解や配慮が乏しい環境で過ごしてきた経過の中で、自己肯定感を失っています。逆に、早い時期から周囲の理解と配慮があったことによって、適切な環境を与えられて成長した子どもが、解決困難な二次的な精神科的問題を発症しにくいのは、多くの臨床家が実感していることです。幅広く概念を捉えることは、自閉スペクトラム特性を抱えながらも子どもたちが健全な成長を遂げるうえで意義のあることなのです。

●概念を理解した支援へ

冷蔵庫マザー説から一転、生物学的基盤を有する生来的な特性として認識されるようになった自閉症ですが、一方で、スペクトラム概念の導入や、その後の概念の拡大からわかるように、今日の自閉スペクトラム症は、生物学的基盤ではなく支援の観点に基づいて形作られてきた概念でもあることがわかります。自閉スペクトラム症を含む発達障害の概念そのものを正しく解釈しないと、診断される当事者も支援する側も、診断を適切に生かせなかったり、診断に振り回されたりします。支援を必要とする生来的な特性として認識されている概念であることを理解し、その理解を支援の場で役立てていくことが、この概念が存在する最も重要な意義なのです。

Column ①

「グレーゾーン」という言葉

「グレーゾーン」は、白とも黒とも言えない灰色の領域という意味から、どっちつかずの範囲を表す言葉です。近年、発達障害において「グレーゾーン」という言葉がよく使われるようになりました。発達障害の「グレーゾーン」は診断名ではなく、明確な定義も存在しません。定義が不明瞭であるだけに、解釈には注意が必要です。

一般的には、「発達障害の特性はあるけれども診断基準を満たすほどではないと判断された状態」をグレーゾーンと呼ぶことが多いようです。でも、それ以外に「発達障害の傾向はあるけれども医師の側に診断を確定する自信がない場合」、「今は適切な環境のおかげで生活には支障をきたしていないけれど、状況が変われば診断され得るくらいの特性を持っている状態」などもグレーゾーンと呼ばれているようです。

もともとは、診断されていなくても支援を必要としている子どもに適切な支援を提供する目的で「グレーゾーン」という言葉が使われ始めたのではないかと思います。けれども、グレーゾーンと呼ばれる子どもが、比較的軽度であるとみなされて、十分に必要な支援が受けられていないことがたびたび見受けられます。また一方で、グレーゾーンが診断のようにみなされて、不必要に薬物療法が行われてしまうことも心配です。

定義が曖昧であるだけに、用語のとらえ方次第で、本来支援が必要な人に支援が行き渡らなくなったり、逆に過剰診断につながったりする危険があるため、グレーゾーンという用語が使われているときには、どのような意味でどのような意図で用いられているのかを十分に確認する必要があります。ただし、グレーゾーンと呼ばれる子どもが多かれ少なかれ発達障害の特性を有していることは間違いありません。発達障害の特性があまり目立たず、診断基準を完全には満たしていないような子どもであっても、グレーゾーンと言われたことがある場合は、配慮や支援が必要になるかもしれないことを念頭に置いておかなければなりません。そして、実際に配慮や支援が必要だと考えられる場合は、診断確定のための再評価につなげることが望ましいでしょう。

第2部　素朴な疑問

第5章
発達障害は治りますか？

発達障害と診断されているお子さんのお母さんから「これって治りますか？」とご質問を受けることがあります。単刀直入な質問ですが、回答も単刀直入に、という訳にはいきません。少なくとも「はい」や「いいえ」だけで答えるべきではなく、診断にはどのような意味があって、「治る」の意味をどのように捉え得るかの説明まで含んだ回答が求められます。

今の世の中では「発達障害は治らない」という考え方が一般的なようです。おそらく、発達障害を治すための治療法が確立されていないという事実に基づいた考えだと思われます。確かに、インターネットなどで「発達障害が治る」と謳う情報の多くは真っ当な根拠を欠いていますし（ただしこれは発達障害に限ったことではなく、「末期癌が治る」「シミが消滅」「絶対にやせる」などの情報も鵜呑みにはできないものがほとんどですが）、今日の医学的エビデンスに基づけば「発達障害が治せる」と断言できないのは確かです。では逆に、「発達障害は治せない」と断言することはできるでしょうか。これも実はまた難しいことです。治せないことを証明できるわけではないからです。

「治す」と「治る」でも事情は異なります。世の中には「治す」方法はなくても「治る」ものがあるからです。たとえば、多くのウイルス性疾患は、治す方法はありませんが対症療法のみで自然治癒します。また、同じ「治る」でも、生物学的研究、臨床研究、臨床現場など、使われる場面によって意味合いが違うこともあります。さらに、当事者の方が「治したい」と訴えるときに求めていることが、臨床家が考える「治す」と異なる場合もあります。

これまで主に発達障害の概念や歴史について論じてきましたが、本章では、発達障害を治すことをテーマとし、あらためて発達障害とは何であり、治療において何が求められているのかを考えていきたいと思います。

●発達障害は治るのか

①「診断基準から外れる」ということ

発達障害には、自閉スペクトラム症、ADHDをはじめ、さまざまなものがあります。したがって、発達障害と一括りにして治るか治らないのか考えるのは多少議論が粗雑であるように思います。それでも、DSM—5の診断基準をみると、発達障害全般に共通する項目があります。その項目の意味を丁寧に解釈すると、定義上、発達障害は治る（すなわち、診断基準を満たしていた人が診断基準を満たさなくなる）ことがあり得ることをおわかりいただけると思います。

その項目とは、「症状が、生活するうえでなんらかの支障になっていることが診断される条件のひとつとなっている旨が記載された項目」のことです。チック症を除くすべての発達障害（神経発達症群）で、このような内容の項目が診断基準に含まれています（チック症だけは例外で、たとえ生活するうえで支障がない場合でも症状があれば診断することになっています）。つまり、症状が軽減したり、あるいは生活環境が変化したことによって、生活するうえでの困難さが消失すれば、診断条件は満たさなくなります。これを「治った」状態と呼ぶことは可能です。

実際に、ADHDと診断された子どもが、大人になるとどうなるかを調べた研究がいくつかあります。そのような研究の多くは、大人になってもADHDの診断基準を満たすのは3割程度に過ぎないと報告しています。大人になり診断基準を満たさなくなった半数以上の人たちにおいては、診断されなくなったという点で「治った」と言うことができるでしょう。生活に支障をきたさない程度に症状が軽減したり、生活環境の変化や生活の工夫により困ることがなくなったりしたことが、診断基準を満たさなくなった理由と考えられます。

症状そのものの変化の傾向としては、児童期の多動性・衝動性優勢の場合は、思春期頃までにADHD症状が軽減あるいは消失することが多く、不注意優勢の場合は思春期になってもその特徴が残ることが多いと言われています。

一方で、自閉スペクトラム症について、大人になるとどの程度の人が診断基準を満たさなくなるのかについて調べた研究はほとんどないようです。私の臨床での実感でも、大人になると自閉スペクトラム症の特性が大幅に軽減するということはほぼないように感じます。けれども、幼少期に自閉スペクトラム症と診断されたものの、適切な環境の中でさまざまな社会スキルを獲得し、成人後は自閉スペクトラム特性を持ちながらも社会生活において何も不自由しなくなるような人はいます。そのような人たちは、社会生活に支障をきたしていないという点で診断基準から外れたことになります。やはり、診断されなくなったという点で「治った」と言うことができるかもしれません。

ＤＳＭ―５の発達障害（神経発達症群）の序文を見ると、自閉スペクトラム症については「現在の状態が重大な障害を引き起こしていることが必須であるが、症状は発達とともに変化し、代償的機構により覆い隠されるかもしれないので、診断基準は過去の情報に基づいて満たしているものでもよい」と書いてあります。つまり、過去に自閉スペクトラム症の特性が確認できていれば、大人になって症状が見かけ上は消失している場合でも診断してかまわないが、現在の生活において重大な障害を引き起こしていなければ、診断はできないことを述べています。すなわち、重大な障害を引き起こさなくなった時点で診断から外れることを意味します。

学習障害（ＤＳＭ―５でいう「限局性学習症」）においても、学業や職業において障害特性による困難が生じていることが診断の条件となります。学習障害でみられる苦手さは通常成人期まで持続すると言われています。ただ、たとえば書字がやや苦手な程度である場合、学校では学業上の障害を引き起こしていても、成人後に書字をあまり必要としない生活になるとそれほど困らない場合があります。書字の困難さが改善していないのに「治った」と言ってしまうのには違和感がありますが、少なくとも診断を必要としなくなったとは言えます。学習障害の有病率調査をすると、成人よりも子どものほうが高い数値が得られます。これはＡＤＨＤでも同様です。子どもの頃に診断がつく人のうち、少なくとも一部は、大人になると診断がつかなくなることを示唆する結果です。

②神経学的基盤から考える

発達障害は、脳・中枢神経の成長発達に関する不全によって生じると考えられています。より正確には、脳・中枢神経の成長発達に関する不全によって生じると考えられる症状や行動様式の臨床分類のことを、発達障害と呼びます。そもそも、「不全」とはどういう状態のことか、わかりにくいですね。これは、脳神経が一般的な発達の仕方と異なる形で発達したと考えればよいかと思います。発達障害の症状が、本当に脳・中枢神経の成長発達に関する不全によって生じているかの確証があるわけではありませんが、おそらくそうであろうというものを発達障害と呼んでいるわけです。だとするならば、発達障害が「治る」ものであるかどうかの議論は、発達早期に不全を生じた脳・中枢神経が一般的な発達の仕方に戻り得るかという議論でもあります。

いったん異常な発達を遂げた神経細胞が、後になってから正常の姿に戻る、というのは考えにくいと言えるのかもしれません。けれども、脳・中枢神経の成長発達に関する不全の詳細は不明なので、必ずしも治らないとは言い切れません。それに、脳の一部分の機能が低下したときには、他の部位が代償的に働く場合があることも知られています。たとえば、脳卒中で神経細胞が非可逆的な変化を起こした後でも、別の神経が代償して失われた機能を果たすように、発達障害の成長発達の弱い部分を補うような神経変化を起こす介入方法の開発は可能かもしれません。

以上より、発達障害の想定される原因を考えると、容易に治るものではないと考えられます。けれども、何らかの方法で脳機能を回復することができないとも言い切れません。神経学的基盤から考えれば、「治す」ことも不可能ではないと言えるのです。

●治療するうえでの考え方

ここまで、定義や概念を考えれば発達障害は治り得るものであることを述べてきました。では、実際の臨床では治すことを目指すかと言うと、少なくとも発達障害の特性そのものを治そうとはしません。なぜならば、現実的には治そうとしてすぐに治るものではないし、治そうとするよりも、発達障害の特性を持ちながら豊かな人生を歩む方法を考えることのほうが、はるかに有意義な治療になるからです。治療が目指すことは、発達障害の特性を消失させることではなく、生きやすくすることなのです。

●治すことにこだわることの弊害

発達障害の特性を消失させられる可能性が少しでもあるのであれば、そのための治療を受けたいと思われる方もいらっしゃることと思います。その場合、治したいという本人の思いを否定する必要はありませんし、特性を克服するための訓練を否定する必要もありません。しかし、特性を克服させよう、と周りが躍起になるべきではありません。親や治療者が発達障害を治そうと必死になればなるほど、本人は、「発達障害は治さなければならないものであり、発達障害であることは悪いことだ」と捉えてしまう危険があるからです。

そして、克服できないとわかったときに、本人の自己肯定感を著しく傷つけることにつながるからです。そもそも、なぜ発達障害を治したいと思うかというと、発達障害によって生きづらさを感じているからです。したがって、目指すべきは生きやすくすることです。治せないことを治そうと無理をしたり、治らないことをストレスと感じるようになってしまったりすることは、かえって生きづらさを増すことになり、本末転倒です。だから、発達障害の治療においては、発達障害を治すことに意識を向けすぎないほうがよいのです。

●そもそも治す必要はあるのか

最近では、発達障害は大切な個性であり、そもそも治す必要すらないという主張が行われることがあります。それは一理あって、実際に、発達障害がある人ならではの魅力はあります。私の周囲にも、自分自身が持っている自閉スペクトラム症やＡＤＨＤの特性を誇りに思っている人がたくさんいます。これは、自閉スペクトラム症の概念が拡大したことをきっかけに、能力が高い人たちも発達障害に含まれるようになったからと言えるでしょう。能力が高い発達障害の人たちが増えたことで、発達障害ならではの魅力を発揮できる人たちが増え、発達障害の正の要素が注目されるようになってきたのです。これは非常に喜ばしいことです。発達障害の特性が理解されることでその能力が生かされることは、本人たちだけではなく社会にとっても大きな利益であるからです。

けれども、この点については、概念拡大を提唱したイギリスの精神科医ローナ・ウィング自身が、次のようなコメントをしています。「アスペルガー症候群を抱える若い人たちが自分たちの主張をできるようになりました。多くの人たちは、これは『障害』ではなく『違い』であると捉えています。これはいいことでもありますが、問題でもあります。私の娘のスージーのように、古典的な自閉症を持つものにとっては、明らかな障害であるからです（1）」。発達障害を持つことによるプラスの側面が主張されすぎると、発達障害であるが故に手厚い支援が必要な人たちが支援を受けづらくなることにつながるのではないか、とウィングは心配したのです。

以前述べたように「アスペルガー症候群」を命名したのもウィングですが、DSM―Ⅳには記載されていた「アスペルガー障害」がDSM―5では用いられなくなったことにウィング自身は賛成していました。自閉症やアスペルガー症候群などに細かく分類するよりも、むしろ「自閉スペクトラム症」と一括りにすることによって共通する社会性の問題に焦点をあてやすくなること、また、それ以上の分類がないほうが、かえって個々の特徴をみながらの支援がしやすいことを、ウィングは述べています。

発達障害を診療する際に「治す必要はない」ことを伝える場合もあります。そう伝えることが、特性を「違い」として受け入れ、自信をもって自分らしく生きやすくなることにつながることがあるからです。また、ご本人が「治したい」と言われる場合でも、よくよく聞くと、自分自身を変えることを望んでいるわけではなく「この状況を変えたい」という意味でそう述べられている方もいます。一方で、重度の発達障害によって大変な思いをしてきている人たちやそのご家族の中には、発達障害そのものを「治せるものなら治したい」という思いを持たれている方が少なからずいらっしゃることも忘れてはなりません。

●求められる治療

発達障害を治したいという訴えは、たとえるなら、背が低い人が背が高くなりたいと訴えるのに似ている部分があるかもしれません。身長も発達障害と同様、大部分が遺伝的に決まっています。少しくらい背が低かったり高かったりという程度であれば、それぞれ違っていいんだよと伝えることができます。けれども、平均から大きく外れているとやはり日常生活での支障は大きくなり、「治せるものなら治したい」と思うのも当然でしょう。そのため、成長ホルモン分泌性低身長症に対する成長ホルモンの治療や、軟骨無形性症などに対する脚延長術などのように、一部の極端な低身長に対しては実際に治すための治療が開発されました。生活で困らないようにするための治療です。

発達障害においても同様で、「違い」として正の要素に注目すればよいケースもある一方で、「治す必要はない」が理解のない言葉としか受け取られないほど、極端な困り感を抱えている方もいます。発達障害は幅広い概念であり、同じ発達障害であっても、「治る」「治す」ことについては、それぞれがさまざまな思いを持たれていることは理解しなければなりません。

さて、では本章の冒頭の質問、「発達障害は治りますか？」の問いに対して、あらためて私たちはどう答えるべきでしょうか。「治ります」と偽りの期待を抱かせるべきではないし、「治りません」とむやみに絶望感を与える必要もありません。生涯を通じて変わらない可能性が高い特性もあるし、確立した治療方法が存在しないという事実もあります。それを踏まえて最善の治療は何であるかを考えると、それは治そうとすることではなく、その人が生きやすくなるように必要な支援を提供することです。だから、「生きやすくなる方法があります」と答えることはできるのではないでしょうか。治療者に求められることは、治す方法を考えることではなく、豊かな生活ができる方法を考えていくことなのです。

[注]

（1）Giulia Rhodes, "Autism: a mother's labour of love," *The Guardian*, May 24, 2011 (accessed January 24, 2020).
https://www.theguardian.com/lifeandstyle/2011/may/24/autistic-spectrum-disorder-lorna-wing

第6章

発達障害は遺伝しますか？

発達障害と診断されたお子さんの保護者の方から「発達障害って遺伝するんですか？」という質問を受けることがあります。質問される理由はさまざまです。純粋に興味や好奇心からの質問であることも少なくありません。一方で、自分自身も発達障害かもしれないと思って質問される方や、子どもが発達障害であることの責任を感じて質問される方もいます。次の出産を考え心配されている場合もあります。

質問の意図はどうであれ、ご質問を受けたときは「ある程度は遺伝します」と事実をお伝えしています。そのような答えを望んでいない方もいるかもしれませんが、インターネットで調べるだけでもすぐわかることなので隠しても仕方ありませんし、むしろ、発達障害の概念の理解を深めていただくよい機会だと思い、ありのままをお答えするようにしています。この「ある程度は遺伝する」という回答は、実にありきたりな答えですが、この回答の意味を正しく理解することは、発達障害の本質の理解に関わることであり、さらに、治療や支援の方針にも大きく関わることであると私は考えています。だから、できるだけ「ある程度は遺伝する」ことの意味を正確にお伝えするように心掛けています。

●「遺伝する」ということの意味

「遺伝」の定義はいろいろあると思いますが、大まかに言うと、親から子孫に特徴が受け継がれることです。ただ、受け継がれるとは言っても、育て方によってではなく、親から伝わる遺伝情報によって特徴が受け継がれることを意味します。ほとんどの遺伝情報の運び手は遺伝子であり、母親と父親から半分ずつ受け継いだ膨大な遺伝子によって子どもの持つ遺伝情報が決定されます。

遺伝現象はそれほど単純ではなく、何世代かをおいて特徴が出現するようなこともあります。つまり、実際には親がその特徴を持っていなくても、親やその親から受け継いだ遺伝情報によってその特徴が出現することもあるわけです。ここではそれも含めて「遺伝」と考えることにします。すなわち、親が発達障害であるかどうかにかかわらず、両親から受け継いだ遺伝情報が原因で発達障害になった場合は「発達障害が遺伝した」と考えることにします。

遺伝情報が原因で出現する特徴を「遺伝する特徴」とするのであれば、遺伝しない特徴とは何でしょうか。これは、環境のみが原因で出現する特徴です。たとえば、環境要因の影響が明らかに強い例として、交通事故による怪我があります。これは、交通事故という環境要因によって起きるものであり、遺伝情報はほとんど関係ありません。親が交通事故で怪我をしたから、その子どもも同じような怪我をする、ということはほとんどないのです。ここで「ほとんど」と言ったのは、不注意さや危険運転をする衝動性などが遺伝するとしたら、交通事故の遭いやすさは遺伝するとも言えるからです。

たとえばインフルエンザ感染症も原因は明らかにインフルエンザウイルスなのですが、インフルエンザにかかりやすい体質はある程度遺伝するかもしれません。こう考えると、ほとんどの特徴や病気は、何かしらの遺伝の影響があり、そこに環境要因も加わって特徴が出現すると言えます。そのことを理解すると、発達障害が「ある程度は遺伝する」という回答が、いかに当たり前のことを述べているかがよくわかるはずです。

「発達障害が遺伝する」と聞くと、原因が明確な病気であるかのように感じる方もいらっしゃいます。そのため、誤解がないように、そうではないことも丁寧に説明するようにしています。原因も定義もはっきりしないような特徴であっても、明らかに遺伝するものはいくらでもあります。たとえば「顔立ちがはっきりしている」や「運動能力」などの特徴は、定義が不明瞭で曖昧な特徴でありながらも、親に似やすいことを私たちは知っています。発達障害だけが、遺伝する特別な特徴なのではなく、親から受け継いだ無数のさまざまな特徴のひとつが発達障害なのです。

●「ある程度」とは？

人の特徴のほとんどが遺伝と環境の両方の影響によるということであれば、発達障害もある程度遺伝するのは当然です。問題は「ある程度」がどのくらいであるかです。発達障害の中にも、自閉スペクトラム症、注意欠如・多動症、限局性学習症など、いくつもの分類があり、それぞれについて遺伝の影響がどの程度であるか、研究者たちが調べています。

遺伝の程度がどれくらいであるかを表す「遺伝率」という言葉があります。この言葉は、親から子どもに遺伝する確率であると誤解されることがありますが、そうではありません。遺伝率とは、表現型のばらつきのうち、遺伝で説明できるばらつきの割合を示す数値です。わかりづらい定義なのですが、少しくだいた言い方をすると、ある特徴の個人差のうち、どのくらいが遺伝の個人差で説明できるかを表すものです。

たとえば、身長の遺伝率は80％程度だと言われています。遺伝率が高いということは、今の社会において身長は後天的にはあまり変わらないことを意味します。ただし、身長がほぼ遺伝だけで決まるという意味ではありません。たとえば成長期にほとんど栄養をとらなければ、遺伝的にどうであれ極端な低身長になります。それでも、実際の現代社会における身長の個人差の大部分は、食事や生活習慣などさまざまな生活環境の影響ではなく、遺伝の影響によって生じているのです。

発達障害の遺伝率についてはさまざまな報告がありますが、今までの研究結果を見ると、自閉スペクトラム症では遺伝率60―90％、ＡＤＨＤだと60―80％程度と言われることが多いようです。幅はありますが、遺伝の影響が少なくはないことから、「ある程度」というのは妥当な表現であると思います。なぜこれだけ幅があるかというと、遺伝率の値は、調査方法や、どういう集団で調査をするかによって結果が変わるものであるからです。たとえば、5歳のときの体重の遺伝率は95％と高いのですが、50歳のときの体重の遺伝率は60％程度だと言われています。大人のほうが環境の影響が大きいわけです。このように同じ「体重の遺伝率」であっても、どのような人を調査対象にするかで遺伝率が異なってきます。

●知能の遺伝率

一方、知能の遺伝率は体重と逆のパターンです。5歳程度だと20%台であるのが、16歳だと60%台、そして50歳だと80%台にまで上がると言われています。これが何を意味するかは慎重に解釈する必要があると思いますが、ひとまず言えることとしては、小さいときの知能は比較的学習環境の影響が大きいのに対し、よほどの劣悪環境で過ごさない限りは、大人になれば概ね持って生まれた能力に落ち着くということなのでしょう。

世の中には知能の向上を謳う幼児教育などがたくさんあり、もちろん楽しんで学ぶ経験はプラスになることも多いと思いますが、遺伝率のデータは、幼少期に知能を伸ばすことにそれほど躍起にならなくても大丈夫だと思わせてくれます。そして、成人してからの知能の遺伝率が80%だとして、では残りの20%は努力で変わるのかというと、そういうわけでもありません。残りの20%の詳細は不明ですが、学習の影響だけではなく、生まれる前の胎内環境をはじめ、食べ物、生活習慣、生活環境などありとあらゆる遺伝以外の影響の合計が20%であるということです。今後の研究でまた異なるデータも出てくるかもしれませんが、少なくとも知能も、ある程度遺伝するのは確かなようです。

●発達障害と「生来の特性」

知能の遺伝率がある程度高いことを踏まえて、あらためて発達障害の概念を復習しましょう。発達障害者支援法で使用されている定義によると、発達障害は、症状が通常低年齢において発現する脳機能の障害です。国際的に用いられている診断基準であるＤＳＭ―５でも、自閉スペクトラム症、ＡＤＨＤなどと診断する条件のひとつとして、特徴が発達早期からみられることを挙げています。「低年齢」や「発達早期」がいつを指しているかは明記されていませんが、多くの専門家は、発達障害の症状は原則として生来の特性であると考えています。第三章でも述べましたが、自閉症概念を最初に確立したカナーは、生来の生物学的な原因による対人関係の障害の存在を想定していました。そこから始まった概念ですので、専門家の間では、とくに自閉スペクトラム症においては生来の特性であるという暗黙の了解があります。

カナーの自閉症概念が変遷を経て現在のＤＳＭ―５の定義に至っていることを考えると、ＤＳＭ―５も生来の特性を想定していると考えられます。ＤＳＭ―５では、自閉スペクトラム症の既知の原因として遺伝要因だけではなく環境要因についても述べられていますが、例としてＤＳＭ―５で挙げられている環境要因は胎児期のバルプロ酸への曝露、胎児性アルコール症候群、超低出生体重児であり、これらはすべて出生前の要因です。

ただし、ＤＳＭ―５には発達障害が生来の特性であるとは明記されていません。観察される特徴が本当に生来の特性であるかどうかは証明することができないので、そのように定義すると、発達障害と確定診断することができなくなってしまうからです。したがって、実際に診断を可能とするために、診断基準では、観察可能な行動特徴によって発達障害が定義されています。いわば、そのような観察可能な特徴に基づく定義でいかに生来の特性を拾い出すことができるかを考えて作られたものが、現在の診断基準であると言えるかもしれません。

●高い遺伝率が示すこと

発達障害は生来の特性であると想定されていますが、診断する際は、生来の特性であるかを確認するのではなく、あくまで現在の定義に当てはまるかどうかで診断しています。客観的な医学的検査には基づかない、曖昧さも残る現在の診断方法ではありますが、そのように診断された発達障害の人たちが高い遺伝率を示しています。つまり、現在の発達障害の定義が、生来的な要因である遺伝による特徴をよく拾い出せているということです。言い換えれば、発達障害と診断されるときに診断根拠となった特徴は、確かに大部分が生来の特性であると言えるのです。

●原因の遺伝子は？

具体的に発達障害を引き起こす遺伝子については、とくに自閉スペクトラム症において研究が進んでいます。特定の遺伝子の変化が自閉スペクトラム症の原因となる場合もありますが、そのように単一の遺伝子が原因であると特定できる人は、自閉スペクトラム症のうちのごくわずかです。ほとんどの場合は、多数の遺伝子の組み合わせが原因となっており、さらに環境的な要因も加わっていると考えられています。どの遺伝子がどんな症状に関係しているか、どのような仕組みで症状が引き起こされるのかはわかっていません。また、親から受け継いだ遺伝情報ではなく、遺伝子の突然変異が原因になることもあるでしょうし、逆に、原因遺伝子は受け継いでいても、環境要因の影響でその遺伝子が機能しなくなることもあります（エピジェネティクス作用）。けれども、どのくらいの確率でそういうことが起きるかは不明です。

原因となる候補遺伝子は数百にものぼると言われています。これだけたくさんの遺伝子が関係しているのであれば、自閉スペクトラム症を引き起こすメカニズムは限りなく多様であるかもしれません。一方で、遺伝的には多様であっても、それぞれの遺伝子の働きから結果的に自閉スペクトラム症の特徴につながる共通のメカニズムが存在するのかもしれません。はっきり言えるのは、発達障害の原因として遺伝が大きな影響を持っていることだけであり、何がどう影響しているかはまだわからないことばかりなのです。

●「遺伝すること」をどう受け止めたらよいか

では、遺伝で決まる部分があることについて、どう受け止めるべきでしょうか。言うまでもなく、私たちはみんな等しく作られているわけではありません。顔も、性格も、体格も一人一人違います。努力で多少変えられる特徴もありますが、どうにも変わらないところもあります。とくに遺伝率が高い特徴については、超えられない壁を痛感しやすいものです。身長を伸ばそうと思ってどんなに食事や生活習慣に気を付けたところで、たいして効果はありません。スポーツにしても学業にしても、他の人と同じように頑張ったのに同じ結果が得られないことはいくらでもあります。でも、私たちは、そのようなことは仕方ないことだと捉え、与えられたものの中でどう生きていくかをいつも考えているわけです。発達障害についても同じことです。発達障害の特徴があるということは、努力や環境で変わらない特性を持っているということです。逆に、発達障害の一部の特徴の中には、発達障害でない人がいくら努力したところで得られない特徴もあります。遺伝で１００％決まるわけではありませんが、ある程度は決まっていて、乗り越えられない壁は確かにあるのです。

この事実を不平等であると嘆く人もいるかもしれません。では逆に、もしさまざまな特徴がすべて環境によって決まるのだとしたら、どうでしょうか。私は、むしろそのほうが想像を絶するほど大変な人生になるのではないかと思います。遺伝的な多様性が一切ないとしたら、生じる違いのほとんどは本人や保護者の責任になってしまいます。速く走れないのは自分の努力が足りないからだ、顔立ちが美しくないのは自分がケアを怠ったからだ、勉強ができないのは親が適切な環境を与えなかったからだ、ということになります。プロスポーツ選手になれるか、プロゲーマーになれるか、最難関受験を突破できるかといったことが、純粋にどれだけ努力したかの違いだけで決まるとしたら、自分はどこまで頑張ればよいか、どこで諦めればよいのか、非常に難しい判断を迫られます。

遺伝で完全に決まっているわけではないけれど、ある程度決まっている部分もあるからこそ、私たちは「自分なりにやりたいことを頑張った」「自分なりにできることをした」という達成感を得ることができるのです。自分自身に与えられているものの中でどう生きるかを考えるから、自分らしく生きることができるのではないでしょうか。

遺伝で決まる部分は、もちろん本人の責任ではありませんし、そして親のおかげでも親のせいでもありません。親だって自分たちの遺伝子を自ら選んで子どもを作ったわけではなく、親にとって一人一人の子どもは、天から与えられた子どもなのです。

発達障害は、親の育て方が悪いからだ、本人の努力が足りないからだ、などと誤解されやすいのですが、身長、体格、運動能力などと同様、ある程度が遺伝で決まる特徴のひとつです。発達障害がある程度遺伝することを正しく理解できると、与えられていないものをどうにかしようとするのではなく、与えられているものの中でどう生きるかに意識を向けられるのではないでしょうか。そうすれば、発達障害がある人たちも、安心して自分らしさを発揮し、生き生きと生活できるのではないかと思うのです。

第7章 薬物療法は必要ですか？

「薬は使わないでほしい」。お子さんの初めての受診で、担当医の私が薬物療法の話題を出す前から、保護者の方がこのように要望されることは珍しくありません。おそらく副作用を心配されてのことでしょう。一方で、最初から薬物療法を強く希望される保護者の方もいらっしゃいます。中には、学校の先生から薬物療法について相談することをすすめられて受診される方もいらっしゃいます。

発達障害の薬物療法は、発達障害の人が生きやすくなるための手段のひとつに過ぎないので、ご本人や保護者の反対を押してまで使うものではありません。でも、過剰に恐れて頑なに薬を拒否する必要もありません。逆に、薬物療法を希望される場合でも、むやみやたら処方するものではありません。副作用がないわけではないからです。

薬であるからには、当然効果も副作用もあるのですが、薬物療法の有効性と危険性は臨床試験によって明確に報告されています。有効性と危険性をよく理解することで、薬物療法を用いるかどうかの判断をより適切に行うことができます。

●「治す」薬ではない

効果や副作用の話に入る前に、重要な点を最初に確認しておきます。それは発達障害治療における薬物療法の役割です。まずはっきりさせておきたいのは、発達障害の薬物療法は発達障害を「治す」ためのものではありません。特定の症状を軽減させるためのものです。つまり、臨床試験で示されている有効性は、どれだけ「治ったか」ではなく、あくまでも特定の症状を軽減させるうえでどれくらい有効であったかを示しています。

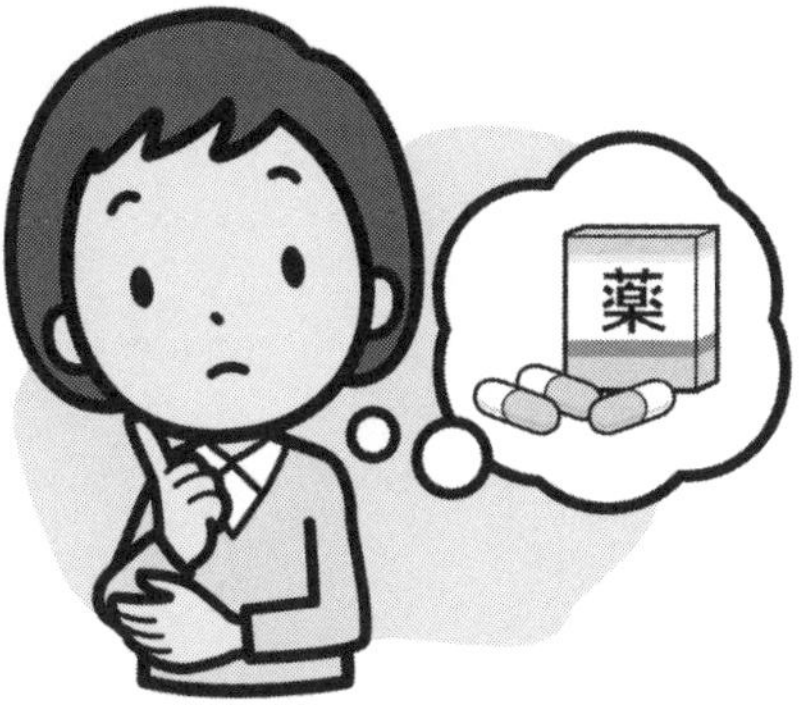

考え方としては、たとえば腰痛に痛み止めを処方するのと似たようなところがあります。痛み止めを使っても病気が治るわけではないので、絶対に使わなければいけないものではないかもしれません。しかも、痛み止めを使いすぎれば当然副作用が出現する心配も出てきます。けれども、体を動かしたほうがよいのに痛みのせいでまったく動かなくなってしまう場合や、腰の痛みをかばって他のところを傷めてしまう場合などは、痛み止めを適宜使用することが望ましいと言えます。痛み止めがどれくらい効果があるか、つまり、どれくらい痛みがとれるかを

理解し、痛みをとる目的を考えたうえで、使うかどうかを判断します。

発達障害の薬物療法も、有効性が高いから使う、というものではなく、効果を理解したうえで、まず何を目的に使用するかを考えなければなりません。そのうえで使用の判断をします。そのことを念頭に置きながら、まずは実際に臨床試験で報告されている効果の程度についてご説明します。

●どれくらいの効果があるのか

発達障害の薬物療法には、自閉スペクトラム症の易刺激性（後述）に対する治療と、注意欠如・多動症の症状に対する治療があります。それ以外にも、発達障害に併存する他の診断、たとえばうつ状態や不眠症などに対する薬物療法を行うことがありますが、ここでは、自閉スペクトラム症の易刺激性および注意欠如・多動症の症状に対する治療効果について述べます。

効果の強さは、効果量という数字で示されます。通常、臨床試験で薬物療法の有効性を調べるために効果量を算出するときは、本当の薬を使った人と、プラセボ（偽薬）を使った人の比較を行います。薬を内服する患者さんも、症状を評価する医師も、本物とプラセボのどちらを使ったかは知らされません。なぜプラセボとの比較が必要かというと、本当の薬を使わなくても、自然経過で症状が改善したり、薬を飲んだ安心感や薬物療法以外の治療や支援によって症状が改善したりすることがあるからです。とくに児童精神科領域においては、プラセボを使った子どもたちも大幅に症状が改善することがあります。だから、真の薬の効果の強さを調べるときは、そのプラセボ効果を差し引いて、本物の薬を使ったときだけに得られる効果を評価します。

一般的には、効果量が0・5くらいあれば中等度の効果、0・8くらいあれば大きい効果であると言われます。自閉スペクトラム症の易刺激性に対する薬物療法や注意欠如・多動症の症状に対する薬物療法に関する臨床試験の多くでは、標準化平均差という効果量が1に近い値であったことが報告されています。だから、発達障害の薬物療法では大きな効果が期待できると言えます。

標準化平均差が1である、と言われてもイメージしづらいと思いますが、いわゆる偏差値にたとえるとわかりやすいでしょうか。偏差値は、平均が50、一標準偏差が10となるように決めた数値です。標準化平均差が1であるということは、偏差値10の違いがあるということです。つまり、プラセボを飲んだ人たちの平均点が偏差値50であったのに対し、本当の薬を飲んだ人たちの平均点は偏差値60であったというような意味です。たとえば、一般的な勉強方法をしていると偏差値は50くらいになるのに、特別な勉強方法をすると偏差値が60くらいになると言われれば、効果的な勉強法だと感じるのではないかと思います。発達障害の薬物療法ではそれくらいの効果が期待できるということです。

でも、特別な勉強方法をしたからといって全員成績が上がるわけではないし、普通の勉強方法でもぐんと成績が上がる人はいます。薬物療法も同様で、薬を使っても症状がよくならない人もいれば、使わなくてもよくなる人もいます。全体でみると、薬を使ったほうがある程度症状が改善するということなのです。

全体の平均とは別に、はっきり効果が得られる人の割合がどれくらいであるかについても調べられています。自閉スペクトラム症の易刺激性に対する薬物療法では、概ね半分くらいだと言われていま す。一方で、注意欠如・多動症に対する薬物療法では半分以上、薬によっては大部分の人で効果が得られると報告されています。

●自閉スペクトラム症の易刺激性に対する薬物療法

自閉スペクトラム症に対する薬物療法は、易刺激性に対して行われます。易刺激性とは英語の irritability の訳語で、怒りっぽいこと、苛立ち、興奮性、過敏のような意味を持つ言葉です。易刺激性があるときに増える行動としては、かんしゃく、他人への攻撃、自傷行為などがあります。自閉スペクトラム症の易刺激性に対しては、リスペリドンとアリピプラゾールという2種類の薬が用いられます。

実はこの2種類は、自閉スペクトラム症ではない人においても、攻撃性や苛立ちを軽減する効果があることがわかっています。自閉スペクトラム症に特化した効果ではありません。だから、自閉スペクトラム症ではなくても、苛立っていたり怒っていたりする人がこういう薬を使うと多少落ち着くかもしれないのです。けれども、普通は誰かが苛立っていたり怒っていたりしていても、いきなり薬を飲ませようとはしませんよね。なだめたり、話し合ったりして、怒りの原因を探って、解決できる方法を考えます。これは自閉スペクトラム症がある人においても同じです。理由があって怒っているのに、「怒っているから薬を飲みなさい」とただ言われるだけでは余計怒るに決まっています。そのような使い方では、たとえ本来は易刺激性を軽減させる効果がある薬であっても、結果的にさらに症状を悪化させることになります。易刺激性に有効であっても、その根本的な原因を解決するわけではありません。薬を使うときはそのことは頭に置いておく必要があります。

●注意欠如・多動症に対する薬物療法

注意欠如・多動症の薬物療法は、中核的な症状である不注意、多動、衝動性を軽減します。効果を実感している人は、「薬を使っているときは、気が散りにくく、落ち着いて行動しやすくなる」と言います。けれども、このような薬物療法は、実は通常の発達障害の治療・支援とはある意味まったく逆のことを目指しています。これまでの章でお伝えしてきたように、通常の治療・支援では、注意欠如・多動症の特性はそのままでよいことを強調します。特性があっても過ごしやすい環境を整えることを重視し、ときには特性を強みとして活かすことまで考える場合もあります。けれども、薬物療法はその特性によってみられる症状をおさえようとしているのです。

実際、注意欠如・多動症がある人で、本当にその特性が自分らしさで強みであると思っている人は、薬の効果を認めつつも内服をしたがらないときがあります。

中学生のときから薬物療法をしていた注意欠如・多動症のAくんも、高校に入ってからは、自分らしさを大切にするためにと、内服しない日を設けるようになりました。具体的には、演劇部で役作りをしているときは内服しません。内服しないと、勉強中は考えがあちこちに飛ぶし、うっかりミスが多く、忘れ物も多いのですが、でも役作りのときは「あれこれ考えが飛んで弾けられるのがいい」のだそうです。

同じく注意欠如・多動症の薬物療法を開始した小学校6年生のBくんは、保護者や学校の先生方からの薬の評価は非常によく、Bくんにとっても学校で過ごすのが楽になったのではないかと私も思っていました。ところが、Bくん自身は「やっぱり飲みたくない」というのです。理由を聞いてみると「飲むとぶっ飛んで遊べないから、飲まないほうが友達といて楽しい」と言うのです。「ぶっ飛んで遊ぶ」がどういうことなのか、Bくんの説明を何度聞いてもよくわかりませんでしたが、とにかくBくんは注意欠如・多動症っぽさを失いたくなかったのです。おそらく、授業での学習は内服したほうがだいぶ楽なのではないかと思いますが、それでも友達と遊ぶときの自分らしさを失いたくなかったようでした。内服をやめることに保護者は渋りましたが、親が内服を促せば促すほど本人は「俺は絶対飲まないぞ」と主張し、また、内服せず「ぶっ飛んで遊ぶ」ときも対人関係のトラブルなどがあるわけでもなかったので、薬はそのまま中断としました。

薬の効果は不注意、多動、衝動性をおさえるだけであり、それをどう活かすかは人それぞれです。重要なのは、得られた効果によって本人に必要なものや本人が求めているものが得られるかなのです。

●副作用について

副作用はどんな薬にもあります。発達障害で用いる薬の中でも、食欲減退が出現しやすい薬や、眠気や体重増加が出現しやすい薬など、薬によってみられやすい副作用は異なります。また、同じ薬でも人によって副作用の出現の仕方は異なります。

ほとんどの副作用は、薬をやめれば治ります。だから、どんな副作用が考えられ、どう対処しておくかを把握しておけば、それほど心配することはありません。辛い副作用が出現した場合、通常はその薬を減らしたりやめたりします。軽い副作用が出現した場合に、それでも薬を継続するかどうかは、メリットとデメリットを天秤にかけて検討すればよいのです。

心配なのは重篤な副作用の出現かもしれません。今のところ、発達障害の治療薬で取り返しがつかないような副作用が出現する頻度は極めて低いと考えられています。ただし、極めて低いとはいえリスクがゼロとは言い切れません。これはどんな薬でも同様です。極端な例ですが、食べ物によるアナフィラキシーや食中毒のことを考えれば、普段食べている物だってリスクはゼロではありません。それでも、重篤なリスクがゼロではない治療法を選択すべきであるかは正直難しいところです。とくに、発達障害の場合は絶対に薬物療法をしなければいけないというわけではないだけに、判断がより難しくなります。

たとえば自動車に乗って事故死するリスクと比べてどうかというと、確率の差がどれくらいであるか明確にはわかりませんが、リスクがゼロではないという点では同じです。毎日のように自動車事故で亡くなる方がいるにもかかわらず、私たちは便利だからという理由で車に乗ります。同様に、リスクが極めて低ければ、役に立つ薬は日常診療での治療選択肢になるのではないかと思います。それでも、危険な副作用は最小限にするために、丁寧にリスクを評価しながら慎重に使わなければいけないのは言うまでもありません。

私の知り合いに、事故が怖くて絶対に飛行機に乗らないという人がいます。車で長距離運転をするほうが死亡事故の確率は高いのではないかと伝えても、「そうだとしても飛行機では死にたくない」と言うのです。かくいう私も、飛行機はともかく、ヘリコプターはなんだか怖くて乗りたくありません。だから、重篤な副作用の確率が低いとわかっていても、心配で使用したくないと思われる方の気持ちはよくわかる気がします。副作用のこともよく理解していただいたうえで、最終的に判断するのはご本人や保護者になるのです。

●薬をやめられなくなる心配

精神科の薬は「やめられなくなるんじゃないか」と考えている方が少なくありません。確かに、一部の依存性がある向精神薬は、不適切に使用すると依存によってやめることが難しくなります。また、多くの精神科の薬は、再発を予防するために長期間続けることがあります。そのイメージが強いためなのかもしれません。

依存については、発達障害の薬物療法で用いる薬ではほとんど心配する必要はありません。自閉スペクトラム症の易刺激性に対して用いる薬は、そもそも依存性がありません。注意欠如・多動症の薬の一部は成分としては依存性があるものもありますが、正しく内服すれば依存が形成されることはまずありません。実際に、治療でこの薬を正しく用いていたのに依存症になった、という話は聞いたことがありません。

発達障害の薬物療法でも、薬の効果を継続させることが望ましいと考えられる場合は、何ヶ月や何年も薬物療法を続けることがあります。けれども、それはやめられなくなっているわけではなく、不要だと思うときはいつでもやめてみることができます。高血圧や糖尿病のような慢性疾患の薬と同じです。使うときはある程度の期間使い、やめても大丈夫になったらやめればよいのです。

実際に、飲み始めたときは効果があったけど、試しにやめてみてもあまり変わらなかった、という声を聞くことは少なくありません。薬物療法を始めるときというのは、大抵はどうにもこうにもならない状況にある場合です。自閉スペクトラム症だと、いつもイライラして怒っていて、話し合うこともできない状態であったり、注意欠如・多動症だと、周りの環境を調整しても失敗やトラブルが重なり自信を失っているときであったりします。こういうときに、効果的に薬物療法を用いると、イライラがおさまることで話し合って問題を解決できるようになったり、失敗やトラブルにならない方法を経験できたりするようになります。その結果、本人は「こうすればいいんだ」と体験して学ぶことができます。それが学べたら、もはや薬の効果は必要なくなることもあるのです。

一方で飲み続けることを選択する人もいます。継続するメリットとデメリットを理解したうえで飲み続けることを選択するのであれば、もちろんそれでもよいわけです。

＊

ここでは薬物療法の効果や副作用の説明が中心になりましたが、効果がどれくらいだから使うべきだとか、副作用がどれくらいだから使うべきではないというものではないこともご理解いただけたのではないかと思います。薬のことをよく理解したうえで、最終的には薬を使うことが総合的に考えてその人にとってプラスになると考えられるのであれば使い、そうでないのであれば使わなければよいのです。次章では、実際に薬物療法を行う際に大切なことについて考えてみたいと思います。

第8章 薬物療法、どうすればいいですか？

薬を嫌がる子どもに薬を飲ませることに苦労した経験がある人は少なくないでしょう。どうしても必要な薬の場合は、たとえ子どもが嫌がったとしても何とかして飲ませなければなりません。とくに子どもの場合は、その薬の必要性を十分に理解できていないことが多いので、命や健康にかかわるような薬の服用を本人の判断だけに委ねるわけにはいきません。

けれども、発達障害の薬物療法で用いる薬は、治すための薬ではなく症状を軽減させるだけのための薬であり、何が何でも飲まないといけないものではありません。薬の効果が得られる場合であっても、内服するかしないかで毎日親子げんかをしているようでは、薬から得られるメリットよりも親子関係に与えるデメリットのほうが大きいかもしれません。

薬を内服することが自分にとってプラスになると感じている子どもは、内服を嫌がることはほとんどありません。そして、そのようにメリットを理解して内服する人のほうが、発達障害の薬物治療効果は明らかに高まります。それは、前章で話題にしたプラセボ効果が関係します。実際に得られる薬の効果というのは、薬剤成分がもたらす薬理作用による効果とプラセボ効果の両方を合わせたものです。薬を内服する理由をよく理解している子どものほうが内服を嫌がる子どもよりもこのプラセボ効果が引き出されるので、より良い効果が期待できるのです。

効果を最大限に引き出すためにも、投薬するときは極力本人に納得して内服してもらいたいものですが、そもそも薬物療法は本人のためであり、本人も心の底から納得できるような真っ当な理由があるからこそ行われるものです。理解度の差はあるでしょうが、子どもなりに、本当に自分のためになると感じられるような薬物療法であるべきなのです。

●内服させたがる親と嫌がる子

最近小児科からの紹介で受診したAくんという男の子がいます。私のところを初めて受診したのは中学1年生の一学期で、特別支援学級に在籍していました。Aくんは、ADHDと書字障害の診断で小学3年生のときからADHDに対する薬物療法を受けていて、学習への集中力に対してはそれなりの効果が得られていたようでした。ところが、高学年になってからは本人の拒否により内服できないことが増えました。中学入学後、一学期の期末テストは、お母さんが言うには「散々な結果」であったそうです。テストの結果を見ても依然として勉強をしないAくんを見て母は憤り、毎朝、お母さんはAくんに薬を飲ませようとし、Aくんはそれを拒否をするというバトルが繰り広げられているとのことでした。

初回受診の際に、お母さんはAくんが薬を飲むように私から説得してほしいと希望されました。お母さんの主張は、「本人も本当は勉強したい。でも頭の中が整理できなくて勉強がやりづらい。だから薬を飲んだほうが本人にとって楽であるに違いない」というものでした。

Aくんからも少し話を聞いてみたいと思い、お母さんに退室していただき、Aくんに「お母さんはAくんが勉強したいって言っているけど本当なの？」と聞くと、「うん、したいよ。でもね、宿題とか超面倒くさいんだよ」と言いました。勉強したいということは、勉強はそれなりに面白いのかと尋ねると、「いや、それはないよ」と答えました。

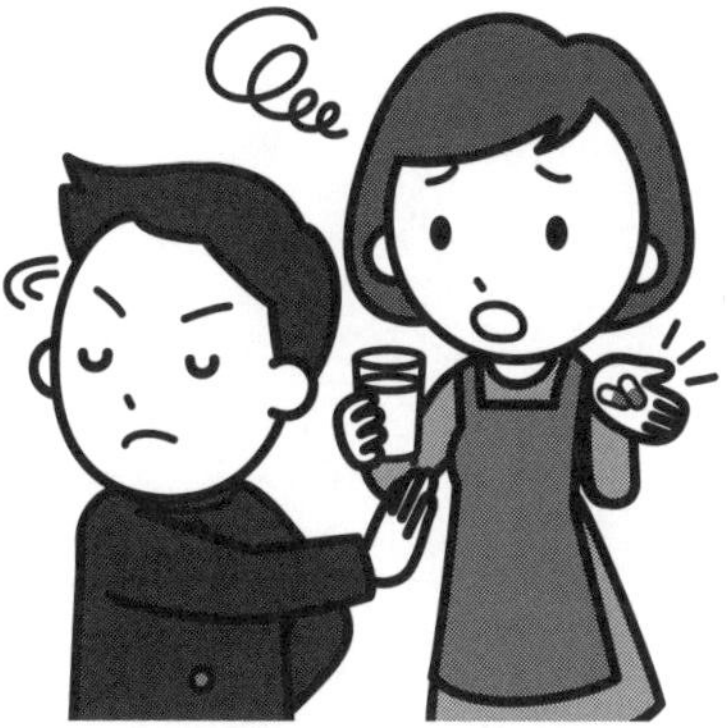

面白くもないのになぜ勉強したいのかを聞くと「だって勉強できないとゲームをさせてもらえないもん」と。なるほど、そういうことかと思い「そうしたら、ゲームさえできればそれほど勉強したいというわけじゃないのかな？」と尋ねると、「ま、そりゃ、高校のこともあるからしたほうがいいとは思うよ。でも今は期末テスト終わったばっかだからやる気はしないね」と。「先のことまで考えているんだね」と感心し、どこか行きたい高校があるのかを尋ねると「いや、別にないけど、高卒じゃないと将来やばいから、どこかには行きたい」という答えでした。「お母さんは薬を使ったらやりやすいんじゃないかと話していたけどAくんはどう思うの？」と尋ねると、「なんか飲むの嫌なんだよね」とだけ答えました。

Aくんのお母さんが言われる通り、Aくんの場合、薬で集中力を高める効果が得られるので、上手に用いれば使うメリットがあるかもしれません。前章でも薬の効果量について、偏差値を10くらい上げる特別な勉強方法に例えて説明しましたが、薬の効果が最大限に引き出されればそれなりの効果は期待できます。けれども、勉強する気がない人に特別な勉強方法を教えてあげても学習効果が得られるわけがないのと同様、Aくんがこのまま薬を使用したところで、お母さんが期待するほどの学習効果が得られるわけがありません。

そもそも、Aくんとお母さんが望んでいることがあまりにも異なっていて、薬を使うにしても使わないにしてもこのままでは何も解決しません。目的も定めずに薬物療法をしたところで、害こそあれ益になることはあまりないので、薬の必要性についての相談は、まず何を目指すかについて、Aくんとお母さんとの間で十分に共有できてから行う方針としました。そこで、お母さんの不安や焦る気持ちが落ち着くように現状の課題を整理してから、すぐには薬物療法を開始しない方針とその理由をお母さんに説明し、今何を目指すのがAくんにとって一番良いことなのかをお母さんと一緒に考えることから始めました。

●薬は「なんとなく嫌だ」という訴え

Aくんに薬物療法を行うのであれば、目的を明確にするだけではなく、内服を嫌がる理由も明らかにしたいところです。薬の効果は認めながらも、Aくんのように内服することが「なんか嫌だ」と答える子どもはときどきいます。理由を言ってもわかってもらえないと思って言わない場合もあると思います。たとえば「飲むのが面倒」「味が嫌だ」「薬に頼りたくない」などの理由だと、服薬をしない正当な理由として大人は認めてくれないだろうと、子どもながらに思うかもしれません。

一方で、本人もわからないけれども、でもなぜかどうしても内服したくないということも珍しくありません。そのような場合でも、詳しく聞いていくと理由が見えてくることがあります。たとえば、説明しようがないような体の軽い不調が副作用で出現している場合があります。また、内服を忘れるたびに叱られることで薬に悪いイメージを抱いていたりすることもあります。

中には、内服するほうが疲れるという人もいるようです。ＡＤＨＤの薬の場合、内服すると集中しやすいので日常生活が楽になると感じる人が多いのですが、逆に、内服すると普段以上に集中できてしまうので後で疲れるという人もいます。

また、集中できると課題に取り組みやすくなるので多くの課題をこなせるようになり、その結果、内服する前と比べて、よりたくさんの課題を大人から課せられてしまうこともあります。そんなことをされたら、本来、生活しやすくするために投与した薬なのに、本人からすれば、薬が効いたがためにかえって生活が大変になってしまいます。

そのような状況であれば、内服をしたくなくなるのも当然なのですが、子どもの場合、それまでと違う疲れを自覚したり、疲れる理由を理解したりすることが難しいため、「説明はできないけれどもなんとなく嫌だ」としか表現できないことがあるのです。

●本人にとって何が最善か

内服の効果は得られるのに「なんか嫌だ」というよくわからない理由だけで薬を使わないのはもったいないと思われる親もいるかもしれません。けれども、そのようなときこそ、本当に本人のこれからの成長のために何が最もよいかを考えることが大切です。

Aくんは、周りに受け入れられた経験が乏しく、自信を持って自分の思いを伝えることができない少年でした。だから、内服は「なんか嫌だ」と言うのはAくんにとって精一杯の表現であったと思います。この表出を無視して内服を説得するよりも、本人の訴えを聞いてどうするのが本人にとって一番よいのかを一緒に考えるほうが、はるかに本人の成長につながります。それをせずに、薬理効果だけのためにただ薬を使わせようとすることこそ、もったいない薬の使い方でしょう。

薬物療法も心理社会的治療も、総合的な判断が必要とされる点は共通しています。たとえば、発達障害がある子どものために学校環境を調整するときは、その子どものために何が一番よいのか、本人の思いやそのときの状況を踏まえながら考えます。そして、ある程度自分自身の特性を理解している子どもの場合、何を目的にどのような環境調整をするかについて本人と一緒に考えることが、自己理解を深め、自分に必要な援助を求める力の習得につながります。そういうことも考えながら環境調整を進めます。

薬に関しても、判断能力がある人の場合は、大人になれば薬物療法を選択するかどうかを自分で決めなければなりません。だから、服用するにしてもしないにしても、自分にとってどちらがよいかを考えることも重要な意味を持ちます。薬の最終的な効果はもちろん重要ですが、内服を検討する過程もすべて含めて、どうするのが最も本人のためになるのかを考えることが大切なのです。

薬物療法を検討するときには、有効性や体への影響などについてよく考えなければならないので、専門家との相談は欠かせません。けれども、客観的な症状だけをみて医師が使用の適否を決められるわけでもないのです。

●メガネの例え

ＡＤＨＤの薬物療法は、近視の人が屈折矯正のために用いるメガネによく例えられます。わかりやすい例えだと思います。メガネは目を治すものではなく、生活しやすくするために使うものです。たとえ目が悪くてもメガネをかける必要がなければかけなくていいのと同様に、たとえ効果が得られる場合でも、薬を使う必要がなければ使わなくてよいのです。逆に、メガネをかけたほうが生活しやすいのであればメガネに頼ることはまったく悪いことではありませんし、いつもメガネをかけて生活しているからといって、それはメガネに依存しているということではありません。

薬物療法を行うだけで、「薬に頼り過ぎている」とか「薬に依存している」とか心配する人がいますが、メガネに例えると、そういうわけではないことがよくわかります。一方で、メガネも度が強過ぎたり、フレームが合っていなかったりするとかえって疲れてしまうなどのデメリットもあるので、ただ使えばよいというものではありません。それについても薬物療法と同様です。

近視のために授業で黒板が読みづらい場合、メガネをかけないと学習に支障をきたします。けれども、そもそも授業を受ける気がまったくなく、しかもメガネをかけたくないと主張している子どもに、無理やりメガネをかけさせても学習できるようになるわけではありません。まして、授業に出るときのメガネ着用を義務化されれば、ますます授業が嫌いになるでしょう。学習したいという本人の思いがあって初めてメガネの使用が学習に結びつくのです。

逆に、学習したい気持ちがあり黒板が見えるようになりたいと思うのであれば、言われなくても自分からメガネをかけたり、あるいは、メガネは拒否したままでも前のほうの座席にしてもらえるよう先生にお願いしたりと、何らかの方法を考えるはずです。ＡＤＨＤの薬物療法も同様で、本人が明確な目的と理由を持っていれば、自ら内服を希望したり、内服なしでもどうにかする方法を考えたりするようになるものです。

薬が嫌いな人には薬物療法を勧めないというわけではありません。メガネを嫌がる子どもにだってメガネを勧めることはあります。メガネへのマイナスイメージや、メガネをかけ始めたときに何か友達に言われることの心配が嫌がる理由であれば、メガネはそう悪いものではないことを伝えて安心してもらう必要があるかもしれません。単にかけ慣れていないせいで違和感を覚えているのであれば、慣れれば大丈夫であることを理解してもらうことも必要です。薬もメガネも、メリットとデメリットをよく理解し、使用する目的や理由を十分に考えたうえでの判断が大切なのです。

●人生を視野に入れて考える

薬物療法について、あらためてまとめます。発達障害に対する薬物療法で期待される薬理効果は、自閉スペクトラム症の易刺激性や、ＡＤＨＤの不注意、多動、衝動性の軽減です。そのような効果によって、本人の辛さを和らげたり、家庭生活や集団生活をしやすくしたり、学習や仕事に取り組みやすくしたりすることを目的に行われるのが一般的です。しかし、そのような目先の目的だけを理由に薬物療法を行うのではなく、期待される薬理効果、プラセボ効果、薬物療法導入に至る過程、副作用出現の可能性などすべてを含めて、その薬物療法が本当に本人にとっての恩恵になるのかを考えなければなりません。

本人にとっての恩恵とはどういうことでしょうか。それは、どのように生きていくのかにかかわることです。その生き方を目指すうえでプラスに働くのかマイナスに働くのかを考えなければならないのです。みんなと同じことをできるようにすることや、本人や周りの人が楽になることが最終目的ではありません。何かができたり、楽になったりするのはいいことかもしれませんが、問題はそれが自分の人生にどう活かされるかです。

自分らしく生きていくためには何が必要であるか、どうやって社会で生きる力をつけるか、そのために今しておかなければならないことは何なのか、そういうことを考えずして薬物療法を行うかどうかの判断はできません。

Aくんの場合、好きなこともあるし、やりたいこともありますが、周りの人たちができていることができない自分自身に気付いており、そのため、漠然と将来に不安を抱いていました。当然のことですが、まずはAくんはどうしたいのか、何が不安なのかを聞くことから始めなければなりません。薬物療法という選択肢があるがために、その当たり前のステップが見えなくなるのであれば、薬物療法は百害あって一利なしです。

Aくんのお母さんは、Aくんが勉強しないことばかりに意識が向いていましたが、その根底には、Aくんが将来自分らしく社会で生きていけるかどうかの不安があります。Aくんがどんな生き方を目指すのか、そして、そのために今何ができたらよいのかをAくんと一緒に考えて初めて、薬物療法がAくんにとって有益な手段となり得るかを考えられるのです。

薬物療法は確かに明確な効果が期待できる治療法ですが、それは何かを根本的に解決する効果ではありません。より良い人生を送るための手段になり得るかどうかは、その効果をどう活かすか次第です。薬物療法について考えるとき、薬の効果や副作用についての正しい知識はもちろん重要ですが、何より大切なのは、そもそも一体何を目指しているのか、そこに立ち返って考えることではないかと思います。

Column ②

「ＬＤ」への支援

ＬＤ（学習障害）は、全般的な知的能力の遅れがなく、学習内容を理解する力はあるのに、学業に必要な技能である文字の読み書きや計算などを習得することが極端に苦手であることを示す発達障害で、限局性学習症や発達性学習症と呼ばれることもあります。原因はよくわかっていませんが、先天的な脳機能障害と考えられています。

ＬＤには読字障害、書字障害、算数障害があります。読字障害では、読み方がたどたどしい、読み間違いが多い、読んでいる文章の意味が理解できない、小さい文字「っ」「ゃ」「ょ」の読み方が覚えられないなどの特徴がみられます。書字障害では、文字や文章がバランスよく書けない、書くのが極端に遅い、漢字が正しく覚えられないなどの特徴がみられます。算数障害では、数の概念の理解、計算の習得、数学的推理の正確さなどに困難が生じます。特定の領域に苦手さがある以外は知的な能力面で問題が見られないため、周囲の人からは、できないのは本人の努力不足であり「がんばればできるはず」だと思われてしまうことが珍しくありません。その結果、学習に自信をなくして勉強が嫌いになってしまうこともあります。

ＬＤを持つ本人、そして学習指導をする教師や保護者にとって重要なのは、まず、読み書きや計算が苦手であるのは本人の努力不足ではなく、特性によるものであることを理解することです。そして、どのような工夫をすれば学びやすくなるかを検討することが大切です。近年では、パソコンやタブレット端末などのＩＣＴ機器を上手に利用することによって、苦手な部分を補い、学習しやすくする工夫もなされています。

ＬＤがある子どもの場合、理解力は低くないため、その子に適した学習方法をみつけられると、学習することの困難さは大幅に減り、学習内容の理解が進みます。その結果、苦手意識を持っていた勉強が「楽しい！」と思えるようになることもあります。ぜひとも、勉強のおもしろさを知ってもらえることを目指した支援を心掛けたいものです。

第3部　発達障害とコミュニケーション

第9章　発達障害とコミュニケーションスタイル

２０２０年の春、突如発生した新型コロナウイルス感染症の拡大に伴い、私たちは過去に経験したことがない状況に直面しました。日本国民に各種活動の自粛が要請され、医療や経済に関する不安が世界的に深刻化しました。子どもたちにとっても、このときに起きた生活の変化はあまりに急激でした。唐突に始まった休校は2ヶ月以上にも及び、子どもたちもほんの数ヶ月前までとは全く違う生活を余儀なくされました。この先どうなるかが見通せない状況は、多くの子どもにとって強いストレスとなりました。運動不足などの身体的要因や、周囲の大人の不安の影響もあり、心身ともに不調をきたしている子どもが少なくありませんでした。

一方で、このような状況であるにもかかわらず、今までと異なる生活スタイルにわりと適応できている子どもたちがいたのも事実です。外来を受診していた子どもたちの中にも、自粛生活になったことで、かえってリラックスして過ごせるようになったと話す子どもが少なくありませんでした。適応を良好にする要因として、周囲の大人の理解ある対応や、体を動かせる環境などの外的要因が重要なのは言うまでもありません。けれども、それ以外に、そもそもの新たな生活スタイルへの向き不向きの影響が大きいように思います。とくにコミュニケーションのあり方の変化が求められた時期でもあり、得意な、あるいは好きなコミュニケーションスタイルはどんなものかが、対応のしやすさを決定づける要素のひとつになっていたように感じます。

社会的コミュニケーションの障害の存在は自閉スペクトラム症と診断する条件のひとつです。そのため、自閉スペクトラム症の人たちのコミュニケーションスタイルは一般の人とは大きく異なることがあります。ここでは、当時大きく注目されたソーシャル・ディスタンシングとウェブ会議を例にあげながら、コミュニケーションスタイルと発達障害について考えてみます。

●ソーシャル・ディスタンシングとパーソナルスペース

コロナ禍では、感染拡大防止のために、他者との物理的距離をとるソーシャル・ディスタンシングが叫ばれました。日本は欧米のように握手やハグを日常的に行う習慣が元々ないため、欧米文化圏と比べると日々の生活における変化は比較的少なかったかもしれません。それでも、直接会うことをなるべく控え、人と会うときにも一定距離を置くことを意識するなど、今までとは人とのかかわり方が変化したことを実感した方も多かったのではないでしょうか。

推奨されたのは、ソーシャル・ディスタンシングとして2mの対人距離を確保することでした。人との距離を一律に2mとしたことについてみなさんはどう感じたでしょうか。感じ方には、それまでの生活習慣が大きく影響すると思います。親しい人と会うと必ずハグをしていた人にとってはとくにさみしい変化だと感じられたことでしょう。一方で、どのくらいの対人距離が居心地よいかという好みも影響します。人が近づくと圧迫感を感じやすい人や緊張しやすい人は、むしろそれまでより過ごしやすくなったかもしれません。

そもそも、人と人との適切な距離というのは、相手や状況によって異なり、判断するのが難しいものです。近すぎればなれなれしいと思われてしまうし、遠すぎるとよそよそしいと思われてしまうからです。この適切な距離の判断は、とくに相手と自分のパーソナルスペースが異なる場合に難しくなります。

パーソナルスペースとは、他の人が近づいてくると不快に感じる空間のことです。一般的に、人と人との適切な距離は、互いのパーソナルスペースを侵さない距離になります。だから、パーソナルスペースが一般的な人とズレている人にとっては、社会生活の中で人との適切な距離を判断するのが難しくなるのです。

●自閉スペクトラム症とパーソナルスペース

10歳前後の子どもたちが、初めて会う大人とどのくらいの距離をあけることを好むかを調べた研究があります。その結果、自閉スペクトラム症がある子どもはそうでない子どもとくらべて、より距離をとりたがることがわかりました。さらに、その大人と一緒に10分間絵本を読んだ後にもう一度調べると、自閉スペクトラム症がない子どもはその距離が少し縮まったのに対し、自閉スペクトラム症がある子どもでは変化がなかったことが報告されています。一般的には、親しくなるとパーソナルスペースが縮まるのですが、自閉スペクトラム症の子どもではその変化が見られなかったのです。

もう少し年齢が高い10代の子どもたちを対象に、どれくらいの距離まで知らない人に近づいていくかを調べた研究もあります。こちらの研究では自閉スペクトラム症がある人のほうが、人の直近まで近づいていったことが報告されています。

パーソナルスペースの距離に正解があるわけではありません。性別や年齢によっても異なりますし、関係性によっても異なります。結局、多くの人が違和感を覚えない距離が社会的に適切な距離と見なされるのでしょう。一般的な感覚を持っていれば、自分にとって居心地よい距離をとれば大方間違いはないのですが、自閉スペクトラム症がある人たちの中にはパーソナルスペースのズレがある人が多いので、本人の感覚に頼って他者と距離をとると、社会的には不適切な距離になってしまうことがあるのです。

紹介した2つの研究の一見異なる結果をどう解釈するかは難しいところです。自閉スペクトラム症があるからパーソナルスペースが狭い、あるいは広いといった結論は出せません。でも、狭くても広くても、接近する距離が一般的な感覚とズレていること自体が問題になります。このズレが社会的コミュニケーションの異常と見なされることであり、ときには自閉スペクトラム症と診断される根拠のひとつにもなり得ます。なぜならば、私たちは他人と適切な距離を保つことは、重要な社会スキルであると考えているからです。

●適切な対人距離が変わる？

適切な距離の判断が苦手であった人にとっては、コロナ禍でのソーシャル・ディスタンシングの推奨により、一律の対人距離が推奨されていた時期は、人付き合いがしやすかったかもしれません。

普段は適切な対人距離の判断に悩むことがない人でも、他の文化圏の人と会うときにはとまどうことがあるのではないかと思います。私は欧米の知り合いに会うときにいつもそれを感じます。会った瞬間に、握手ですますのかハグするのかを判断しなければならず、さらに、日本国内で会っている場合は日本スタイルで会釈だけにするという選択肢も加わります。なるべくは相手の出方を見て合わせようとするのですが、相手も迷っていたりすると、ぎくしゃくしたやりとりになります。「そんなに気にしなくても」と思われる方もいらっしゃるかもしれませんが、たとえばハグしたくないと思っている相手にこちらからハグをすることは極力避けたいし、逆に相手がハグしようとしてきたときにそこを察知せずに握手しようとすると、ちょっと冷たくしてしまった気がします。そんなことを考えてしまうので、やはりずいぶんと気を使うのです。だから、ソーシャル・ディスタンシングの推奨により、いつでも、どこでも会釈でいいということなら、会うときの余計なストレスがひとつ減って少し楽になるのです。

●「ウェブ会議」にみるリアルとオンラインのコミュニケーション

　ここまで、リアル（対面での）コミュニケーションのあり方について考えてきました。では、ここ数年で定着したもうひとつのコミュニケーション、つまりオンラインのコミュニケーションについてはどうでしょうか。両者を比較したとき、リアルを好む人とオンラインを好む人とがいると思います。また、リアルでのコミュニケーションスキルのほうが高い人と、オンラインでのスキルのほうが高い人とがいます。前述した対人距離の取り方は、リアルでのコミュニケーションでは重要なスキルですが、オンラインではまったく必要のないスキルです。近年、オンラインゲームやSNSを通じたコミュニケーションが広まってきましたが、感染対策として人との接触を避けるように言われ始めたコロナ禍では、社会のさまざまな場面で「ウェブ会議」が注目を集めました。

　私の仕事でも、それまでひとつの会場に集まって行っていた会議や学習会の多くが、ウェブ上で行われるようになりました。実際にウェブ会議に参加してみると、会場に集まって会議するときとはだいぶ違いがあります。何より、集まって話し合うときとくらべて、飛び交う意見が少なくなったと感じます。これは、同時に複数の人が話すと聴き取りづらいというウェブ会議の特徴も影響しているでしょうし、参加者間で音声のタイムラグがあるため、話し出すタイミングが難しいという理由もありそうです。もちろん慣れの問題もあると思うのですが、今までの会議で有用であったコミュニケーションスキルの一部は通用しなくなり、逆にウェブ会議ならではのテクニックが求められるようになります。

たとえば、ウェブ会議が今までの会議と違うことのひとつは、雑談が減ることです。会議前後の雑談もほとんどなくなりますし、会議中に隣の人とこそっと話すこともなくなります。若干のタイムラグのため、他の人が話している最中のヤジ、つっこみ、つぶやきも入れにくくなります。一方で、他の人が発言している最中に、テキスト入力のチャットで意見を述べることができます。だから、チャットを素早く入力するスキルが重要になり、他者のチャットを見落とさない集中力も必要となります。また、自分が話し終えたときに次の人がすぐ話し出せるように「私からは以上です」と発言終了の宣言をする配慮が必要なこともあり、それを怠るとしばらく沈黙が続くことがあります。

●標準的なコミュニケーションスタイル

どのようなコミュニケーションスタイルが標準的であるかは、国や文化によってもだいぶ異なります。ただ、どの国や文化でも、人は昔から会って話すことによってコミュニケーションをとり合ってきたわけで、今までの標準スタイルは、やはり対面的なコミュニケーションであったと思います。また、対面以外のコミュニケーションとして文書も標準的な方法であり、その手段として文字が用いられてきました。

そして近年、標準的なコミュニケーションスタイルのひとつとしてオンラインコミュニケーションが追加されつつあると言えるでしょう。実は電話が発明されたとき「もう人とは会わなくなるだろう」と予想した人々がいたそうです。でも電話が普及した現在、私たちは電話を使ったうえで、実際に会う約束をすることが多いのが実際です。コロナ禍でのウェブ会議でも「次は集まれるといいですね」という挨拶で締めくくることがありました。やはり、対面的なコミュニケーションは主流であり続けると思います。けれども、21世紀に入り、SNSやインターネットの普及によって、対面しないオンラインでのコミュニケーションも明らかに標準スタイルのひとつになりました。

●分類にとらわれず「その人に向くスタイル」を

社会的コミュニケーションの障害は、自閉スペクトラム症や社会的コミュニケーション症を診断する基準のひとつです。通常、世の中の標準的なコミュニケーションスタイルにおける苦手さ、つまり、対面でのコミュニケーションの苦手さがある場合に、社会的コミュニケーションの障害があると判断されます。同様に、標準的なコミュニケーション手段である書字や読字の苦手さがある場合に学習障害と診断されます。

一方で、オンラインコミュニケーションが苦手であっても、現在それだけでは社会的コミュニケーションの障害とは判断されません。また、キーボードを用いたタイピングが苦手であってもそれだけでは学習障害とは診断されません。発達障害の診断は、あくまでも標準的なスタイルについての苦手さを表すからです。

つまり、文字を記載する際、キーボードを使った入力が社会で主流になれば、タイピングの苦手さも学習障害のひとつに入れられるかもしれません。同様に、オンラインが標準的なコミュニケーションのひとつとなれば、オンラインの苦手さを示す発達障害の分類も作られるかもしれません。ただ、これらの診断分類が存在しない今でも、明らかにタイピングが苦手な人はいますし、明らかにオンラインでのコミュニケーションが下手な人はいます。逆に、漢字書字は困難なのに、やたらタイピングが速い人もいれば、コミュニケーション障害があるといわれている子どもが、オンラインでは高いコミュニケーション力を発揮することもあります。発達障害の診断は、あくまでも日常生活に支援や配慮が欠かせない一面を捉えるために定義されているので、標準スタイルにおけるスキルの苦手さのみをあらわす分類に過ぎません。だから、診断は支援の必要性を捉えるには有用でしょうが、一人一人の特性を真の意味で理解して最適の支援方法を考えていくうえでは、診断分類にとらわれず、その人に向くスタイルと向かないスタイルを知ることが大切です。

●多様なスタイルへの理解

では、標準的なスタイルが苦手な場合にはどうしたらよいでしょうか。標準スタイルに必要なスキルを頑張って習得するのもひとつの方法です。でも、発達障害がある人の場合は、頑張っても標準スタイルが苦手であり続けるからこそ、発達障害と診断されています。だから、自分なりにできる方法で標準スタイルに合わせる工夫をしてみたり、自分にできて周りにも受け入れられるスタイルを探ったりしなければなりません。オンラインコミュニケーションの活用もそのひとつです。

自分自身が得意なスタイルで生き通せる人もいます。手書きが当たり前の時代にワープロを多用していた人もいれば、いまだに書類作りで手書きを貫く人もいます。対面でしゃべらなくてもできる仕事を見つける人もいます。私の周りにも、仕事上のやりとりは口頭ではなくメールにしてほしいと上司にお願いしている人や、部下の結婚式でパワーポイントのスライドを使ってスピーチする人など、やや非標準的でも自分が得意とするスタイルを上手に用いている人たちがいます。

標準的なスタイルを中心に動いている世の中であることを踏まえつつ、その現状で自身に最も適するスタイルを一人一人が確立していけるとよいのですが、その前提として、さまざまなスタイルがあり得るのだという理解を共有することが大切です。コロナ禍は、世界中の人々が、これまで当然だと思っていたスタイルに取って代わる新しいコミュニケーションスタイルを模索した時期でもありました。これを経て、お互いにそれぞれのスタイルを尊重し合える風潮がますます育つことを願います。そして、標準スタイルが不得手である発達障害の方たちの支援においては、一人一人の向き不向きのスタイルについて考えながら適するスタイルを模索していきたいと、あらためて思います。

第10章 良いコミュニケーションを育てるために

「訛りは国の手形」という言葉があります。話し方を聞いただけでその人の生まれ故郷がわかることを意味します。子どもの頃に身に付いた発音は大人になってもあまり変わりません。後から別の地域の発音、ましてや外国語の発音をマスターしようとしても、元々生まれ育った地域の訛りは抜けきれません。逆に、生まれ育った地方特有の発音は苦労しなくても自然と身に付きます。

どんなに訓練しても後からではなかなか習得できない発音が、小さい頃から耳にしていれば自然に習得できるのは不思議なことです。明瞭な発語や適切な発声などの技術は訓練によって上達します。でも、理屈や訓練ではどうにもならない微妙な発音の違いに関しては、実際にその発音を耳にしてそれを真似ながら話し続けることでしか獲得できないのです。

ある音楽家が、美しい音楽を奏でる演奏家を育てるなら小さいときから美しい音楽だけを聴かせなさい、と話していましたが、これも同じ考え方です。何をもって美しいと言えるのかは理屈で説明できることではないので、聴いて身に付けるしかないということです。もちろん一流の音楽家になるためには技術も才能も必要です。でも、技術と才能を活かすには、美しい音楽がどんなものであるかをわかっていて、美しい音楽を奏でたいという思いを持っていることが大前提なのです。美しいものとそうでないものを聴き比べて学ぶだけでは本当に美しい音を出せるようにはなれないそうです。まずは良いものだけを聴くことが大切で、そうすれば自然と良い音だけを出すようになるのだというのです。

良い人間関係や良いコミュニケーションが何であるかも、理屈だけで説明するのは難しいことです。だから、なかなか教えられて習得できることではないのですが、それでも、良いコミュニケーションによって良い人間関係を築く力を育てることは、育児や教育において最も重要なテーマのひとつです。そこで本章では、とくに社会的コミュニケーションが苦手である自閉スペクトラム症の子どもたちが、良い人間関係を築けるようなコミュニケーションを身に付けるために、周りの大人は何をすればいいのかを考えてみたいと思います。

●コミュニケーションとは

「コミュニケーション」はよく使われる言葉ですが、実は定義することが難しい言葉です。日本語ではぴったりな言葉がないためか、そのままカタカナ語で使われていますが、その意味合いは文脈によっても異なります。大雑把に言うと情報を伝達することを意味し、たとえば「広辞苑」では、「社会生活を営む人間の間に行われる知覚・感情・思考の伝達」と説明されています。また、「精神疾患の診断・統計マニュアル」（DSM—5）では、「言語的または非言語的行動で、他者の行動や考えや態度に影響を与えるもの」と説明されています。

「コミュニケーション」の語源はラテン語で「分かち合う」を意味する言葉であると言われています。児童精神科医の佐々木正美先生は、「喜びを分かち合うことを求める感情の中にコミュニケーションの基盤がある」とよく話されていました。コミュニケーションは共有し合うことを求めるところから始まり、その結果として、情報を伝達して他者に影響を与えるようなコミュニケーション手段が生み出されるのです。重要なのは、一方だけが共有しようとするのではなく、双方向に共有し合うことを求めることです。それこそが健全な社会的コミュニケーションと言えるでしょう。

●共有は苦手でも育つコミュニケーション力

自閉スペクトラム症がある人は、人と共感したり興味を共有したりすることが苦手だと言われています。相手の気持ちを想像することが苦手だからです。けれども、共有することが苦手であることと、共有することに喜びを感じないこととは同じではありません。上手に気持ちを共有することは難しくても、気持ちを共有したい思いは育てることができます。共有したい気持ちがあれば、その人なりに共有する方法を求めるようになります。たとえコミュニケーションが苦手であっても、コミュニケーションをとりたい気持ちが育っていれば、その人なりのコミュニケーション力は育ちますし、自らのコミュニケーション・スタイルを確立することも可能です。

●コミュニケーション・スキルの指導で欠かせないこと

自閉スペクトラム症がある子どものコミュニケーション・スキルを伸ばすために、さまざまな訓練法やプログラムが開発されています。スキルは理屈で説明でき訓練によって高めることができるものです。コミュニケーション・スキルを指導することは、コミュニケーション力を高めることにつながるので、適切なタイミングで適切な指導を導入することは大切なことです。けれども、コミュニケーション・スキルの指導を行ううえで前提として欠かせないのは、その子どもが、コミュニケーションをとる相手を信頼でき、コミュニケーションをとることに喜びを感じられることです。そうでないと、そもそもコミュニケーションをとろうとすらしないからです。コミュニケーションをとりたいという意欲が育っていなければ、スキルの指導も効果が期待できないのです。

●コミュニケーションへの意欲を育む

子どもは、周りの大人を見聞きして育ちます。子どもが何か親に言われてできるようになることは実はそう多くはありません。けれども子どもは親のしていることはよく真似してよく学びます。冒頭で述べたように、発語も、周りの人の言葉を真似るところから始まり、真似ているうちにそれが自分自身の話し方として定着します。

親が思いやりのある行動をしていれば、子どもも思いやりのある行動をします。思いやりを持ちなさいなどとわざわざ言う必要はないのです。親が丁寧に話を聞けば子どもも相手の話を聞くようになります。話を聞きなさいと言わなくてもそうなるのです。逆に、親自身が自分の思いが伝わらないときに辛抱できずにすぐ怒ってしまうようでは、子どもも辛抱強いコミュニケーションができるようにはならないでしょう。だから、親が子どもとコミュニケーションをとることを喜び、その喜びを子どもに表現すれば、子どもの側も喜んでコミュニケーションをとるようになり、その喜びを相手に表現しようとします。コミュニケーションを好きになってもらうためには、まずはそれが大切なのです。

●親がコミュニケーションのお手本になること

子どもが大人の一挙一動を真似するのであれば、親は子どもの良いお手本にならなければなりません。でも親だって感情的になってしまい、不適切な方法で子どもに何かを伝えようとしてしまうこともあります。たとえば、母がしつけと称して体罰を加えれば、それは子どもから見れば、「自分が母の言うことを聞かなかったから母が自分を叩いた」という解釈になります。それが繰り返されれば、当然子どもも、自分の言うとおりに振る舞わない相手を叩くようになります。

世界８８ヶ国を対象に行われたある調査では、子どもへの体罰を全面的に禁じた国では、そうでない国に比べ暴力を伴う若者の喧嘩が男性で３１％、女性で５８％少なかったことが報告されています（1）。だから体罰はいけないのです。子どものためを思っての体罰ならいいと言う人が未だにいますが、ほとんどの子ども、ましてや自閉スペクトラム症がある子どもには、その親の意図は伝わりません。力でねじ伏せるようなコミュニケーションを子どもに見せるだけになってしまうのです。

私も、感情的になったお母さんには、クールダウンするよう提案することがあります。「頭を冷やしてくる」と子どもに伝えて親の側がその場を離れるのです。これは、母から子への不適切なコミュニケーションを防ぐためでもあるし、母の精神衛生を保つためでもあります。しかし、これにはもうひとつ重要な意味があります。それは、クールダウンすること自体が良いお手本になることです。母がいつもそうしていると、子どももイライラして落ち着かなければならないときにクールダウンできるようになることが多いのです。親が言う言葉の内容ではなく、親が実際に見せるひとつひとつのコミュニケーションを、子は身に付けていくのです。

●集団に入るとき

保育園や小学校に入ると、同年代と集団で過ごすことが多くなります。ここでも、まずはできるだけ良いコミュニケーションのみを経験できることが理想的だと思います。いつもみんなで仲良くしなければいけないということではありません。むしろ意見が合わないことはあって当然なので、喧嘩をしたときに適切な方法で自分の意見を主張したり相手の言い分を聞いたりするとか、問題が起きたときに誰かと相談しながら良い解決を得るとか、そのような経験ができるとよいということです。ときには相手に合わせたり、ときには自分がしたいことを優先したり、そういう経験をしながら、良い形で自分なりのコミュニケーション・スタイルを確立していくのがいいのです。

しかし、発達障害がある子どもは、集団に入るところでコミュニケーションにつまずくことが多々あります。集団でのコミュニケーションでは、相手に合わせる、待つ、空気を読むなど、発達障害の人たちが苦手なことが求められるからです。だから、発達障害がある子どもたちが集団の中で良いコミュニケーションを経験できるようにするためには、しばしば支援や配慮が必要になります。

難しいのはコミュニケーションをとる相手も保育園児や小学生であることです。家で親とコミュニケーションをとるときは親が良いお手本になるよう努めることができるかもしれませんが、他の子どもたちが良いお手本になってくれるとは限りません。だからしばしばトラブルが起きます。トラブルが起きても、すでにコミュニケーション力がある子どもなら、自分から大人に相談するなどの適切な対処をとり、むしろプラスの経験になるかもしれません。けれども、そのような力がない子どもの場合、適切なかかわりができているのか見守り、必要なときにはサポートしなければなりません。うまくいかない状況を放置すると、不適切な方法で問題を解決する手段を覚えてしまうからです。たとえば、相手を叩いたら自分の要求が通った、とりあえず黙っていれば大丈夫だった、相手に向かって石を投げたら反応してくれたなど、不適切な方法での問題解決を経験し、そのようなコミュニケーションのあり方が定着してしまうこともあるのです。

●荒波に揉まれる経験

社会は厳しいから子どもにも荒波に揉まれる経験をさせるべきだと言う人がいます。確かに、荒波に揉まれる経験が後に生きてくることもあります。けれども、すでに正しい解決法を知っている人でなければ荒波の経験を生かすことはできません。正しい泳ぎ方を知らない人が荒波の中に入っても上手に泳げるようにはなりません。とりあえず呼吸をすることで必死になり、泳ぎ方に関してはむしろ悪い癖が付いてしまいます。

目の前に大きな壁が立ちはだかったとき、その壁を乗り越えようと頑張れる人は、壁の向こう側にいいことがあると知っている人だけです。壁の向こう側にいいことがあることを知らなければ、そもそも壁を乗り越えようとはしません。回避したり逃げたりすることを覚えるだけです。

子ども同士のいざこざは子ども同士で解決させるべきだという考え方もあります。適切なコミュニケーションをとりながら解決する力がある子どもたちなのであれば、それでよいと思います。けれども、適切な方法を知らない子どもたちにまかせてしまうと、不適切な形で解決し、そのような方法が定着してしまいます。

●大人がどうサポートするか

コミュニケーションが苦手な発達障害の子どもをどうサポートしていくかは難しいものです。放置して不適切なコミュニケーションを学んでしまうのも問題ですが、大人が先回りし過ぎて助けてあげてしまうと、自分から助けを求めることを覚えられません。自分から助けを求められるようなコミュニケーションがとれるようにサポートしていかなければならないのです。

発達障害がある子どもを対象としたソーシャル・スキルトレーニングで相談スキルの学習を行うことがあります。このようなスキルアップの手法は種々ありますが、訓練によってコミュニケーション力を付けていくには、まずは土台ができている必要があります。たとえば、外国語の発音も音楽の演奏も、レベルを上げていくには訓練による技術の習得が欠かせません。でも訓練を行うためにはまず訓練をする意欲が必要であり、また、訓練で目指す発音や音楽のイメージが良いものでないと、良いものにたどり着くことはできません。同様に、コミュニケーションが育っていくうえでも土台に不可欠なのは、コミュニケーションをとる意欲を持っていることと、良いコミュニケーションのイメージを持てていることです。

すでに不適切なコミュニケーションが定着してしまったり、コミュニケーションに悪いイメージを抱いてしまったりした状態で外来を受診される発達障害の子どもにしばしば出会います。そもそもコミュニケーションをとりたいという意欲がないので、問題があっても相談して解決していくことすら難しいのです。その場合、土台に戻って、まずはコミュニケーションをとる意欲を持てること、良いコミュニケーションのイメージを持てることを目指します。コミュニケーションのスタイルはその人なりでいいのです。しゃべらなくてもいいし、視線を合わせなくてもいい。とにかく、誰かとコミュニケーションをとりたくなるような信頼関係を築くことを目指します。一人でも相談できる相手ができると、安心して挑戦できることが一気に広がります。

●喜びを分かち合うコミュニケーションを

子どものコミュニケーションを育てるには、まずは大人の私たちが、良いコミュニケーションのお手本になりたいものです。子どもが「人とかかわるってそう悪いものではない」と感じ、「自分もこういうコミュニケーションがとりたい」と良いイメージを持てるように、周りの大人たちがお互いに、そして子どもたちと、喜びを分かち合うコミュニケーションをとれるようにしたいものです。「伝えたいことがあるときは伝えようとしていいんだ」と子どもが感じ取れるような環境と、「伝えようとすれば聞いてくれる」と子どもが信頼できる大人の存在が大切です。コミュニケーションの苦手な発達障害の子どもとかかわるときは、とくにそのことを大切にしたいです。具体的な手法はさまざまであると思いますが、どんな手法を用いるときも、支援する私たち大人が、良いコミュニケーションのために大切な土台の部分を忘れないようにしたいと思います。

[文献]

（1）Elgar, F. J., Donnelly, P. D., Michaelson, V., Gariépy, G., Riehm, K. E., Walsh, S. D., Pickett, W. (2018). Corporal punishment bans and physical fighting in adolescents: An ecological study of 88 countries. *BMJ Open*, 8 (9), e021616.

第11章　発達障害を「カモフラージュ」する人

「最近の調子はいまいち。上司に『本当はそう思っていないでしょう』とよく言われる。」

Aさん（20歳女性）が診察室で述べた言葉です。詳しく聞いてみると、「職場の人が喜んでいるとき私も喜ぶふりをするんだけど、最近疲れて、その『ふり』がうまくいかない。」「学生のときからそうだった。普通の人はどう言うかを考えながら『すごい！』『嬉しい！』『かわいい！』とか言うんだけど、本当は全然そう思っていなくて、かえって大げさに反応しちゃうこともあった。」と言うのです。

Aさんの通院は小学校6年生のときからです。初診時の訴えは、気分の落ち込みや自傷でした。学校や家庭でさまざまな悩みを抱えながらも着実に単位制高校を卒業し、現在は営業職で活躍中です。通院歴は長いのですが、このようにAさん自身から「普通のふり」について述べられたのは初めてでした。今まで当たり前のように「普通のふり」をしてきたAさんが、ようやく、この「普通のふり」をする姿は本当の自分ではないことに気づき始めたようでした。

Aさんは小学生のときから、自然な会話や気遣いで、誰とでも円滑なコミュニケーションがとれました。理路整然と考える聡明な子どもでした。幼少期には、周りに流されることなく自分のペースで物事を推し進める傾向が強かったようですが、初めてお会いしたときには、すでに周りに合わせて振る舞う術を身につけていました。

一方で、理に適わないことだらけの世の中で我慢して過ごすことにもどかしさを感じ、その苛立ちが自傷につながっているようでした。また、好きなことには純粋にのめり込む傾向も強いことがわかりました。このような特徴を拾い上げると、いかにも自閉スペクトラム特性がありそうに聞こえるかもしれませんが、実際に会って少し話したくらいではその特性をまったく感じさせない女性でした。

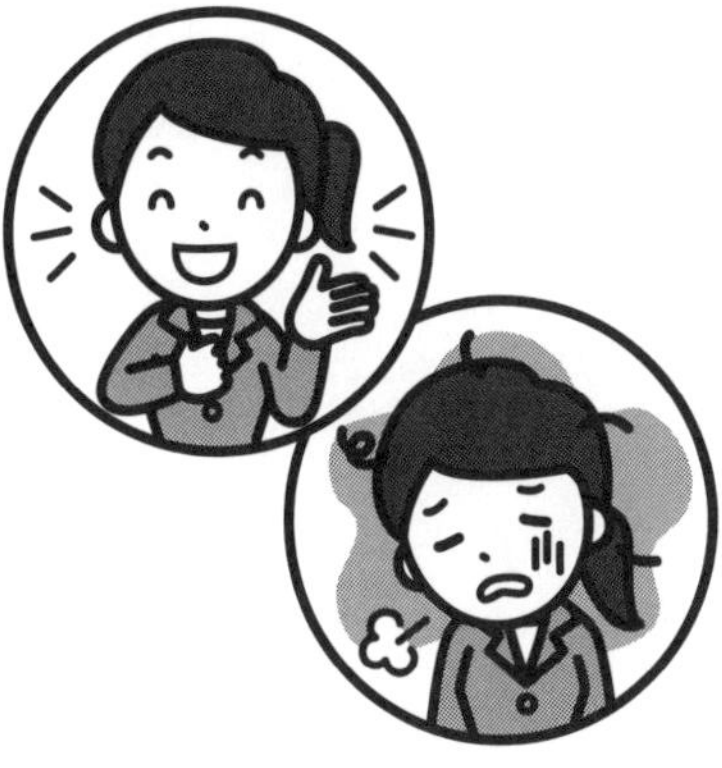

●診断の難しさ

さて、Aさんを自閉スペクトラム症と診断できるでしょうか。多少、習慣への頑なこだわりや、限定された興味などはありますが、人前でそれを見せることはないし、社会生活に支障をきたすほどではありません。また、対人関係について、本人は困難さを訴えますが、実際の社会的コミュニケーション能力はむしろ高いと言えます。

一方で、自閉スペクトラム症の診断が否定できるわけでもありません。アメリカ精神医学会によるＤＳＭ―５の診断基準では、自閉スペクトラム症の症状について「生活で学んだ対応の仕方によって覆い隠されている場合もある」と記載されています。保護者に成育歴を聴取しても診断できるほどの症状は確認できませんでしたが、もし幼少期に専門家が丁寧な評価を行えば診断できたのかもしれません。けれども、それは推測に過ぎず、少なくとも成人になった今の状態と聴取した成育歴の情報だけからでは、自閉スペクトラム症の診断は確定できません。

それでも、Aさんが訴える内容からは、確かにAさんの感じ方や考え方のパターンに「自閉スペクトラムらしさ」が感じられました。そう診断される人たちによく見られる認知特性をAさんが持っているからです。「普通のふり」によって特性が隠されているため、自閉スペクトラム症の定義には該当しないのですが、脳の特徴、遺伝的な素因という観点で考えると、もしかしたらAさんは至って自閉スペクトラム症的かもしれません。

●診断と特性の違い

発達障害の診断は、高血圧や糖尿病の診断に似ているところがあります。元々生まれつき血圧や血糖が高くなりやすい体質の人はいて、そういう人は生活習慣に人一倍気をつけなければなりません。そのような体質であっても、生活習慣に気をつけた結果、血圧や血糖が上がらなければ高血圧や糖尿病とは診断されません。ストイックな生活を強いられるという代償はあるかもしれませんが、診断は免れる場合もあるのです。

第6章でご紹介したように、自閉スペクトラム特性の強さも、大部分が遺伝的に決まっています。けれども、自閉スペクトラム特性があっても「普通のふり」をし通せたら診断されないことがあります。ADHDも同様で、貧乏ゆすりをしたりそわそわ動き回ったりしている人はすぐに診断されますが、動きたいのをいつもぐっとこらえることができる人はADHDとは診断されません。「普通のふり」を強いられるストレスはあるでしょうが、診断は免れることがあるのです。逆に、「普通のふり」をする能力が高い人の特性も正確に捉えて感度よく診断するためには、「普通のふり」ができるようになる前の年齢での評価が必要になります。

●「ふり」をすること

社会生活では、私たちの誰もがさまざまな「ふり」をしています。安心してもらうために「元気なふり」をする、上司に信頼されるために「喜んで仕事を引き受けるふり」をする、相手に付け入られないように「自信があるふり」をする、などです。社会生活上、必要な「ふり」もあります。同僚にお土産をもらったとき、「お気持ちは嬉しいですが、それは私が欲しい物ではありません」とは言いませんね。お土産がもらえて嬉しいふりをします。友達に何かを見せられてAさんが「すごい！」と言うのも、友達付き合いをするうえでは必要な「ふり」であったことでしょう。

●普通のふりをしないBくん

一方で、以前、入院を何度も繰り返していた中学生のBくんは、あまり普通のふりをしない自閉スペクトラム症の男の子でした。普通だと思われることにそれほど興味がないのです。教授回診のたびに教授から「私の名前覚えてくれた？」と尋ねられていたのですが、毎回「あぁ……覚えていない」と答えていました。人の顔と名前を覚えるのが苦手な自閉スペクトラム症の人は多いので、Bくんがたまにしか会わない人のことを覚えられないのは無理もありません。ただ、印象的であったのはBくんの「覚えていない」という堂々とした答え方でした。

私も人の名前を覚えるのが苦手なので苦労をすることがあります。忘れてしまったことを正直に打ち明けるときもありますが、忘れたことで相手に不愉快な思いをさせてしまいそうな場合はやはり、忘れたことがばれないようにします。私がBくんの立場だったら、おそらく、覚えているふりをしながら教授が着用している名札をチラ見するのではないかと思います。

確かに、名前を忘れたことを悪びれもせず打ち明けるのは、相手に対して失礼にあたるでしょう。だから、覚えているふりをすることは社会人として間違ってはいないかもしれません。けれども回診のたびに堂々と「覚えていない」と答えるBくんを見て、正直私も、こんなふうに取り繕わずに素直に打ち明けられたらどんなに楽だろうとも思いました。

●社会的カモフラージュ行動

もし同じ状況におかれたとして、Aさんだったらどうするでしょうか。たぶん、名前を忘れたことがばれないように上手にその場を切り抜けるでしょう。いや、それ以前に名前を忘れないように努力をするのではないでしょうか。名札をチラ見するような姑息な手段に頼るのではなく、メモをとり復習し、普通の人が覚えることは努力して覚えようとするのではないかと思うのです。そういうことができるから、営業職で成功できるのです。

その一方で、Aさんにとって大変なのは、自閉スペクトラム特性のため、素で話すとしょっちゅう相手から驚かれてしまうことです。だから、どういえば相手に変だと思われないか、どういえば相手が喜ぶかなどを絶えず考えながら人と会話をしなければならないのです。そんなことはほとんど考えずに話しているBくんとは対照的です。

Aさんは能力が高いので、一般の人に受け入れられない自分の考えは隠し、「普通」の人の言動を真似することができます。そのような努力の結果、もはや普通の人以上に普通の反応ができ、円滑なコミュニケーションがとれてしまうのです。このように巧みに自閉スペクトラム症の特徴を隠して一般社会に過剰適応することを「社会的カモフラージュ行動」と呼ぶことがあります。

●なぜカモフラージュをするのか

カモフラージュは一概に悪いことではありません。先ほど述べたように、誰だってさまざまな「ふり」をして生活しているのです。営業職のAさんがお客さんに対して社会的カモフラージュ行動をとるのは、仕事を続けるためには重要なことでしょう。友達に対してもある程度の社会的カモフラージュ行動をとったほうが、いい関係は作りやすいでしょう。だから、「普通のふり」をする能力を持っている人が、必要なときに適宜カモフラージュ行動をとるのは当然のことであると言えます。

けれども、実際にはカモフラージュせざるを得ない苦しい状況に追い込まれている人も多いのではないでしょうか。たとえば、親に「普通」であるよう強いられてきた人や、「普通」でないことでいじめられた経験がある人などです。そういう人は、普通でないことに劣等感を持っていたり、普通でないと自分自身の価値は認められないと思っていたりするので、誰と接するときでも社会的カモフラージュ行動をとってしまいがちです。素の自分でいられるときがほとんどないのです。

●本当の自分が否定される虚しさ

カモフラージュすることには、社会に溶け込みやすいというメリットもあるかもしれません。けれども、そこには弊害も潜んでいます。ひとつは、自分の価値観や希望に合わない選択をせざるを得ないことです。普通に反応することを優先するために、言いたいことを言わず、望んでいることを選ばないようにしなければならないからです。もうひとつは、助けを求めることが難しくなることです。カモフラージュすればするほど、周りにはその人の困難さが見えなくなります。これは他の障害等でも言えることです。たとえば本当は体調が悪いときに元気なふりをしていると、周りを心配させることもないし活動を止められることもないでしょうが、一方で、誰も理解や配慮をしてくれません。一人で耐えなければならなくなります。

さらに、カモフラージュに成功している人たちからよく聞くのは、「普通のふり」をする自分が認められれば認められるほど、本当の自分が否定されている気がするという思いです。Aさんもその虚しさをときどき感じていたのではないかと思います。

●メンタルヘルスへの影響

最近の研究では、自閉スペクトラム症がある大人では、カモフラージュしようとしている人ほど全般性不安、社交不安、うつが多いことが報告されています（1）。カモフラージュは、メンタルヘルス問題の原因にも結果にもなり得ます。カモフラージュすることで、自分が本当にしたいことができず、理解や配慮も得られなくなり、その結果メンタルヘルスが悪化することもあるでしょう。一方で、ありのままの自分を受け入れられない精神状態であることが、カモフラージュをする原因にもなります。

カモフラージュをせざるを得ない状況自体、メンタルヘルスにとって望ましくないことなのですが、その結果カモフラージュをし続けると、さらにメンタルヘルスに悪影響を及ぼすのです。

●無理して周りと同じでいること

余談ですが、私はビールが大の苦手です。あんなに苦い液体を、みんなよく平気で飲めるものだと感心してしまいます。これを学生時代の友人に話したら「え？　ビール飲んでいたじゃん」と驚かれるかもしれません。実は昔は「まずい」と思いながらも飲んでいたのです。その頃の私は「あんなまずいもの、おいしいと思う人がいるはずがない」「みんな我慢して飲んでいるんだ」「まずくても『うまい』と言って飲むのが大人で、そういうものなんだ」くらいに思っていました。しかし、みんなが本当にビールが好きで飲んでいるのだと気づき、それからは無理して飲むのをやめました。おかげでだいぶ飲み会が楽になりました。今では、数年に一回、まずさを再確認するために（！）一口だけ飲んでみる程度です。

同じように、自閉スペクトラム特性を持つ人の中には、深く考えず「そういうものだ」と思って「普通のふり」をしている人たちが少なからずいるのではないかと思います。無理をしているつもりもないのだけれども、なんだか疲れてしまうのです。そんなにいつも「普通のふり」をし続けなくてもいい、もっと本来の自分らしくしていいと気づけると、きっとずいぶん楽に過ごせるようになるのではないかと思うのです。

●カモフラージュをさせ過ぎない環境

社会全体が発達障害の人の違いをもっと受け入れられれば、きっと過度にカモフラージュする必要はなくなるに違いありません。ときには支援する側の人が、知らず知らずのうちに「普通」に振る舞うことを押し付けていることもあります。とくに、社会適応を支援する療育やソーシャルスキルトレーニングなどでは注意が必要です。一般社会での振る舞い方、すなわち「普通」の言動を教えることが多々あるからです。確かに社会的カモフラージュ行動がときには役立つので、それを学べる機会の提供は大切です。でも、重要なのは社会的カモフラージュ行動をスキルのひとつとして学び、自分でその必要性を適切に判断して使えるようになることです。

たとえば、視線を合わせるのが苦手な自閉スペクトラム症の人に、視線の合わせ方を教えることがあります。これは、視線を合わさないと駄目だ、と伝えたいのではなく、そうするとコミュニケーションがとりやすくなる場合がありますよ、と教えたいのです。自分らしく生きることの大切さを理解したうえで、ひとつのスキルとして視線を合わせることを学んでもらえばいいのです。

●本当の自分の魅力に気づく

Aさんは、自分が周りの人たちとどう違うかをよくわかっています。営業職が不向きであることも理解したうえでこの道を選びましたが、将来目指していることのために今の職で何年か経験を積みたいという明確なビジョンを持ったうえでの選択でした。私から見ると、無理なカモフラージュで疲れているようには見えるのですが、疲労の原因を自己分析しながら、仕事以外では意識して羽を伸ばしてくつろぐ時間を作るようになってきています。

今までも自分で考え自分で納得する生き方をしてきたAさんですので、きっとカモフラージュをしながらもAさんらしい生き方をみつけられると思っています。Aさんの真の魅力は、カモフラージュによって周囲から得ている高い評価にではなく、カモフラージュを手段としながら自分が本当にしたいことに向かって歩んでいる姿にあり、Aさん自身もそのことに気づき始めています。

〔文献〕

（1）Hull, L., Levy, L., Lai, M. C., Petrides, K. V., Baron-Cohen, S., Allison, C., Smith, P., Mandy, W. (2021). Is social camouflaging associated with anxiety and depression in autistic adults? *Mol Autism.* 12:13.

Column ③

「インクルーシブ教育」が目指すもの

インクルーシブ教育とは決して真新しい概念ではなく、昔から言われている「すべての人が等しく教育を受ける権利」を保障するための考え方です。インクルーシブ（inclusive）とは「すべてを含む」「包摂的な」というような意味で、エクスクルーシブ（exclusive）＝「排他的」「排除的」と反対の意味を持つ言葉です。ユネスコ（国連教育科学文化機関）は、インクルーシブ教育について、多様な子どもたちがいることを前提に、どんな子どもであっても教育における排除を受けることがなく、平等に学習活動に参加できることを保障するプロセスのことであると説明しています。

障害がある子どもを対象にした特別支援教育とは異なり、インクルーシブ教育はすべての子どもが対象です。すべての子どもが多様であることを踏まえ、必要な環境を提供できるような教育システムを作っていくのがインクルーシブ教育です。包摂的とは言っても、みんなが同じ場所で同じことをするのを目指すという意味ではありません。みんなで共に活動していても、それぞれが能力や興味に合う活動を通じて学習できるような環境づくりを目指すのです。

一般社会と同様、教育システムにおいても、さまざまな仕組みが多数派仕様になっています。そのようなシステムの中で「少数派が多数派に合わせられるようにサポートする」という考え方では真の意味で平等な学習の機会を提供することはできません。そうではなく、「少数派や排除されやすい属性の子どもたちも含めてすべての子どもが適切な学びの機会を得られる教育システムを作る」という発想が必要になります。「一人一人の子どもが違うのだから、一人一人に対する教育も違って当然である」という視点を持つことが大切です。

教育に王道はなく、一人一人に適した指導をすることは容易ではないでしょう。さらに、現実的に今の学校現場で一人一人に適した教育を保障することは時間的にも人手的にも難しいかもしれません。でも、だからこそ、学校の先生方を初めとする教育の専門家の力によって、インクルーシブ教育の理念に基づいた教育システムの改革を進めることが重要であるように思います。ユネスコは、インクルーシブ教育はプロセスであると述べています。変化し続ける社会の中で、常に、すべての子どもたちの教育を受ける権利が保障されるように、教育システムの向上を目指し続けることが大切なのです。

第4部　前向きに捉える

第12章 「診断を活かす」ということ

発達障害がもたらす困難とは何でしょうか。神経生物学的な症状そのものによる直接的な辛さや痛みがあるわけではありません。発達障害がある人たちは、その特性を持ちながら人間社会の中で生活することに困難を抱えているのです。ここでは、その困難に対する支援と配慮を行ううえで、発達障害の診断を活かすには何が大切であるかについて考えてみます。

●平均から逸脱することの困難

発達障害がある人にとって、社会の中で生活することがなぜ困難になるのか、あらためて考えてみます。それは、平均から大きく逸脱している特徴のためである、と言えるでしょう。

もちろん、決して平均＝理想、ということではありません。けれども、世の中の多くのものは平均的な人に合わせて作られています。ドアノブの位置、標識の文字の大きさ、駅のアナウンスのボリューム、店内の気温、エスカレーターのスピード、教室の明るさなど、さまざまなことが平均的な人にとって丁度良いように設定されています。学校の授業、テレビ番組、講演などもそうで、時間的な長さは平均的な人が集中するのに困らないように設定されていますし、内容は平均的な人が理解できてかつ興味を持てるように工夫されています。だから、平均的な人たちはそのままで社会生活がスムーズに行えるのです。

一方で、平均的でない人は、さまざまな場面で平均的な人に合わせるための修正が必要となります。その修正が上手に行えないと、社会生活で困難をきたしやすくなります。スムーズに生活するためには、その修正を行うための工夫が必要であり、自らの工夫だけでは対処できないときには支援や配慮が必要になるのです。

発達障害が平均から逸脱しているのはどういうところでしょうか。これまでも述べてきましたが、発達障害の概念のベースとなる特徴は、日常生活において支障をきたしやすく、支援や配慮が必要となるものです。そのような特徴のうち、脳神経が平均的な人と異なる形で発達したことに起因すると想定される特徴が、発達障害と定義されるようになったのです。つまり、発達障害を持つ人が平均から大きく逸脱している部分こそが、発達障害の定義として規定されている特徴であり、それらに対して支援や配慮が必要となるのです。

●「型破り」な特徴があることも

実は、発達障害と診断がつく人たちの多くは、発達障害として定義された特徴だけにおいて平均とのズレが見られるのではなく、それ以外の特徴においてもさまざまな平均からのズレを生じています。だから、いわゆる「型破り」であることが多く、「こんなこともできないのにこんなことまでできるのか」というように、アンバランスな感じを受けることがあります。たとえば、学校の勉強は全然できない子どもが、ルービックキューブは数十秒で全面をそろえてしまったり、字が読めない子どもが、外で見てきたバスの絵を描くときにバスの側面に書かれていた文字まで正確に再現したりと、驚かされることがたびたびあります。

●発達障害の診断が持つ意味

発達障害がある人たちでは、右に述べたような驚くような特徴がとくに目立つのですが、程度の差はあれども、どんな人でもよくよく観察してみると、その人ならではのさまざまな人並外れた特徴があります。

人並みではない特徴の中には、生活にそれほど影響がないこともたくさんあります。たとえば、耳を動かせる、舌を裏返せる、片方の眉毛だけ上にあげることができる、巻き舌やウィンクができるなどです。皆さんのなかでもこれらができる人、できない人がいらっしゃると思いますが、多くの場合、日常においてそれが問題になることはありません。

一方で、ときどき日常生活に不便さが生じるような能力面の苦手さについては、具体的な名称がつけられていることがあります。たとえば、音に対しての感覚が鈍いことを示す「音痴」をはじめ、

「～音痴」と表される言葉は、機械音痴、運動音痴、方向音痴、味音痴、ゲーム音痴などすべて、人並外れて苦手である特徴を表すために用いられる言葉です。そのように、生活に影響が生じるような苦手さのうち、生活全般への支障が大きく、社会的不適応につながるような一部の特性が、発達障害と呼ばれていると考えてよいかもしれません。

発達障害の診断をすることとは、その人の人並みでない特徴のうち、支援や配慮が必要な部分だけをとりあげることです。つまり、その人が不適応になる原因となり得る苦手な部分のみに注目することです。脳神経発達の偏りに起因すると考えられる苦手さなので、将来的に完全に消失するとは考えにくい苦手さです。そのような苦手さを理解することによって、長期的視点を持って適切な支援や配慮を行えるようにすることが、発達障害という診断を行う目的です。

●診断にとらわれ過ぎない

発達障害と診断された場合、もちろんその診断を活かしていくことが大切になってきます。しかし、変な言い方ですが、その診断にとらわれ過ぎないことも大切だと思うことがあります。どういうことかと言うと、発達障害の診断は、その人の特徴の一部分だけをとりあげているので、診断にとらわれると、その人のありのままの全体の姿がかえって見えづらくなり、当たり前の視点を失ってしまうことがあるのです。

例として、発達障害の診断がついていたAくんのエピソードを紹介します。Aくんは小学5年生の男の子ですが、非常にマイペースであるため、協調性がないことを同級生に批判されることもありました。ある日、Aくんは担任の先生に「給食当番が大変だからやりたくない」と述べました。確かにAくんが同級生らと協力して当番を行うのは難しいだろうと考えた担任は、Aくんの当番を免除することにしました。

この担任の判断に関しては、私は少し思うところがあります。つまり、Aくんにもし発達障害の診断がなかったら、担任の先生はAくんにとって当番が大変である理由について、もっと考えてくれたのではないかと思うのです。そして、どういう形で給食当番としての役割を果たせるかについて、もっとAくんと一緒に考えることもしてくれたのではないかとも思うのです。

確かにAくんにとって給食当番は大きな負担となっていました。担任の先生とよく話し合ったとしても、最終的には当番を外れるという結果になったかもしれません。でも、そこに至るまでの経緯の中で、学べることがあったはずです。発達障害の診断があったばかりに、その学びの機会が失われてしまったのではないかと感じました。担任の先生も、即対応が求められる状況で十分な時間をとるのが難しかったかもしれません。けれども、「発達障害だから無理だ」という思い込みがなければ、もう少しいろいろな支援の可能性があったのではないかと思うのです。

●診断することで得られる理解

もちろん、発達障害という診断が、周囲の人たちにとって理解に役立つことはあります。とくに、診断によって一般的な感覚とは異なる視点に周囲が気づけるようになると、適切な支援が提供しやすくなります。

中学生のBさんは登校渋りを主訴にお母さんと来院しました。登校すれば同級生たちと楽しく過ごすことはでき、授業にも集中でき、いじめ等もありません。Bさん本人に聞いても学校に行きたがらない理由ははっきりしません。家ではずっと動画を見ていて、それなりに楽しんではいますが、楽しくてやめられないというわけでもないようです。学校の先生からは、学校に来れば頑張れるから、とにかくなるべく学校に出してくださいと言われていたため、お母さんは毎朝Bさんを説得し、ときには厳しく叱りつけながら学校に送り出していました。そんな母への反発が強くなってきたため、受診にいたった事例です。

診察場面では、初対面のときから元気な声でよく話しました。ニコニコしてこちらにも気を使いながら会話をする一方で、コミュニケーションは一方的になりがちで、途中であちこちに話が飛ぶことがありました。幼少期のさまざまなエピソードからは、自閉スペクトラム症の特性がはっきりと確認できました。小学校までは我が道を歩むタイプだったのが、中学生になり周囲に合わせて行動するようになったようであり、過剰適応となって疲弊してしまったのだろうと思われました。知的な能力は高く、それなりに周囲に合わせて振る舞うことができるため、おそらく学校で友達と交わる場面だけを見ている先生が、Bさんの大変さに気づくのは難しかったと思われます。

楽しく過ごしていても実は疲弊してしまうということはよくあります。実は私自身も、どちらかというと集団は苦手で、静かに過ごすほうが気楽です。でもときには、お偉方との食事会やパーティに出席する機会もあります。参加しているときはそれなりに楽しんでいますが、これはたまにだからいいのであって、もし毎晩そのような会があったらお断りしたくなると思います。そういう会に出ることは、私にとっては相当のエネルギーがいることだからです。Bさんにとっての登校も同様で、かなりのエネルギーを要するものであったのだろうと思われます。

「お偉方との食事が疲れる」というのはわかってもらいやすいと思いますが、「学校で同級生と談笑するのが疲れる」というのは、一般的な感覚だとわかりづらいことです。Bさんはいつも学校で楽しそうに過ごしていただけに、親も先生も、Bさんがそこに大きなエネルギーを要していたことに気づけませんでした。そのため、お母さんにはBさんの自閉スペクトラム症の診断をお伝えし、大勢の人たちの中にいて本人のペースで過ごせないことが、Bさんにとっていかに大きな負担となっているかを説明しました。

初診時、お母さんは「何も理由がないのに、学校には絶対に行かないと言うんです」と述べました。もちろん、何も理由がないのにBさんがそんなに必死に主張するわけがありません。当たり前のことなのですが、常に我が子と一生懸命関わってきている親だからこそ、客観性のある判断が難しくなることは珍しくありません。Bさんのお母さんは、Bさんの発達障害の診断の説明を聞いてようやく、一見大丈夫そうに見える対人関係がBさんにとって大きな負荷になっていたことを理解できました。その結果、Bさんが学校に行きたがらないときはBさんなりの理由があるという、当たり前のことに気づくことができました。

●理解されづらい困難

Bさんの場合の難しさは、Bさん自身が困難さの原因に気づいていなかった、というところにありました。とくに、軽度の発達障害特性を持っている人は、自分でも気づかないところで困難を抱えていることがしばしばあります。後になって自分自身の発達障害の特性に気づいたときに、初めて「じっとしているのがものすごい苦痛だった」「みんなが何を考えているかよくわからず必死で合わせていた」「人混みのざわざわする音の中で会話をするとき聞き取るのに必死だった」「蛍光灯や換気扇の音が辛くて耐えていた」ことなどに気づく人がいます。自分自身が平均からズレていることに気づかないと、他の人は自分のように我慢しているわけではないことに気づけないのです。

そのような発達障害の特性に自ら気づき、自分なりの工夫で対処している人たちもいます。外来に相談に来られた方たちの中には、負けると悔しくて人前でも泣いてしまうから勝負事の遊びには参加しないようにしている、という小学生もいました。また、友達といるとしゃべりすぎて失敗してしまうことが多いので、休み時間は図書館で過ごしているという中学生もいました。社会人の方で、飲み会にいくと気を使って疲れてしまい翌日の仕事に支障をきたすから、飲み会はなるべく参加しないようにしているという人もいました。

右に述べた人たちは、自分自身の特性に気づき上手に対処して困難を乗り越えています。でも、この3人は、他人とのかかわりを避けたいわけではないのに、周りから人付き合いが嫌いな人だと誤解

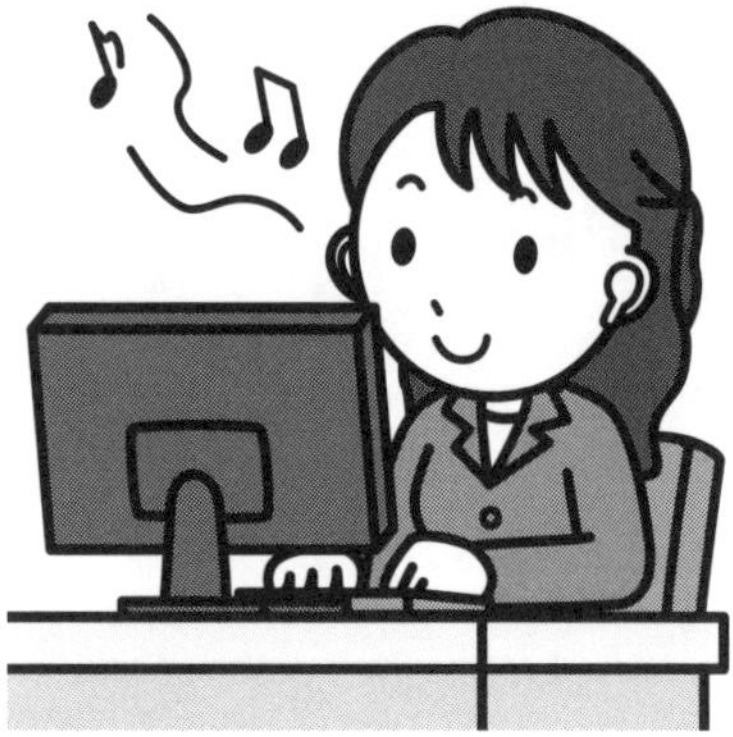

されていることを悩んでいました。

このように、本人なりの対処法をとっているだけなのに誤解されてしまうことはよくあります。光に過敏だからサングラスをかけていると「格好つけている」と思われたり、雑音が気になるから仕事中ノイズキャンセリング機能付きイヤホンをしていると「音楽を聴きながら仕事なんて」と思われたりします。また、状況に合わせた言葉遣いを選ぶのが苦手で、言葉遣いで失敗しないようにいつでも丁寧語でしゃべる人がときどきいますが、このような人たちは、周りの人たちからよそよそしいと思われてしまうことがあります。

このように、それなりに対処できている人の場合、社会的な不適応をきたすまでには至らないので、発達障害としての診断はつかないことがあります。ただ、たとえ診断がついていなくても、発達障害の特性があることが理解されると、本人はずっと生きやすくなるに違いありません。逆に、診断がつくほどの困難を抱えている人でも、配慮のある環境の中でその人なりの対処法を考えていけば、問題なく適応できることがあります。

元々線引きが難しい発達障害の診断です。発達障害の特性が軽度である場合、診断の有無に過度にこだわるのではなく、診断はその人をよく理解して、必要なときに支援をするための手段であるととらえるべきです。だから、診断とは「特別な支援や配慮が必要となるときに診断されるもの」というような、診断の曖昧さがあってもよいのではないかと思います。

●自己肯定感の育みを大切に

発達障害と診断されても、本人が「発達障害だからこれができない」と思うだけでは、診断を活かすことにはなりません。そもそも「発達障害だからこれができない」というのは正確な表現ではなく、正しくは、これができなくて生活に支障をきたしているから発達障害なのです。その支障について、どうにかしようと取り組んでいくための支援として、発達障害と診断されているのです。

誰にでも、できることとできないことがあります。そのなかで、自分なりにできることをしていくというのは、発達障害の有無に限らず誰にとっても当然のことです。発達障害の特性だけに注目するのではなく、その人ができることに取り組もうとするときに初めて、発達障害に対する支援や配慮が意味を持つようになるのです。

ただし、発達障害による困難をずっと抱えて生きてきた人にとって、自分なりにできることをしていこうと思うことは決して容易ではありません。なぜなら、発達障害に配慮がない環境では、平均から大きなズレがある自分自身のままでよい、と思える経験を積み重ねることが難しいからです。そう考えると、まずは自分らしく生きることを肯定できるような環境を整え、自分なりにできることをしようと思える健全な心を育てていくことが何より大切なのだと思います。

だから、支援する側も「発達障害だからできない」ですませてしまうのではなく、本人なりのやり方でできたという喜びを感じられるように支援しなければなりません。誰にとっても当たり前に大切な自己肯定感の育みを大切にして、初めて発達障害の診断が活かされてくるのだと思います。

第13章「やればできる、でも難しい」こと

●じっとしていない子ども

幼児期の子どもはとにかくよく動きます。たった3分でも口を閉じてじっとしていることができません。話しかけられているときでも、たえずきょろきょろしていたり足をぶらぶら動かしていたりします。急な斜面があればとりあえず登ろうとしてみます。水たまりがあればよけるどころかわざわざ入りにいきます。好奇心を持って、いろいろなことを試みるからこそ、多くのことを体験して学ぶことができるのです。もちろん、危険なときは大人が止めてあげなければいけませんが、「いたずら」と言えるようなものでも、そんな幼児の行為は、私たち大人の目にはかわいい姿として映ります。

ところが、もっと年齢が上の人が同じことをしていたらどうでしょう。中学生が授業中、数分おきにお喋りをしていたら、間違いなく先生に注意されることでしょう。高校生が先生と会話中きょろきょろしたり足をぶらぶらさせたりしていたら、厳しく叱られるかもしれません。大学生が危険な斜面

を登っていたら、周りの人は眉をひそめるに違いありません。上司と出張にでかけた新入社員が移動中に水たまりを見つけるたびにいちいち入っていったら、上司から「それは社会人として……」というような指導が入ることでしょう。

同じ行動をしても、なぜ小さい子なら許されるのに大人だと許されないのでしょうか。それは、子どもには何が適切な行動であるかの判断をする力がなかったり、行動を制御する力が不十分であったりするからです。だから、大人と同等の規範を求められることはないのです。周りの大人たちは、小さい子どもがじっとしていられないことをよく理解しているから、子どもにとっては難しいことを無理に要求したりはせず、おおらかに見守ることができるのです。

●年齢相応であること

私たちの社会には、だいたいこのくらいの年齢であればこれくらいのことができるだろう、という常識的な感覚があります。中学生ならきょろきょろしたり足をぶらぶらさせたりせずに人と話せるはずだとか、高校生なら一時間くらいは口を閉じてじっとして話を聞けるはずだとか、そのような一般的な年齢相応の目安があるのです。その目安より上だと感心され、目安より下だと快く思われません。だから、3歳だと5分くらい静かに座っているだけで「静かに待っていて偉いわね」と褒められる一方で、退屈な話に飽きてきた高校生がちょっと姿勢を崩してよそ見をするだけで「態度が悪い」などと言われてしまうのです。つまり、通常であればできるはずの年齢の人ができていないと、周りの人はそれを不適切だと感じるのです。

●Aくんの年齢不相応な落ち着きのなさ

事例をひとつご紹介します。小学3年生のAくんがお母さんに連れられて受診しました。明るい元気な男の子で、近くの小児科でADHDと診断されていました。学校では特別支援学級を利用し、学校生活は楽しく過ごせているようでしたが、お母さんの困り感が強く私のところに紹介となりました。お困りのことはたくさんありましたが、まず診察でお話しされたのはAくんの普段の食事のマナーについてでした。食べこぼす、姿勢が崩れる、口に食べ物が入っているのについしゃべり始めてしまう、じっとできず脚をもぞもぞ動かすなどです。注意するとそのときだけは改善されるのですが、2分後にはまた同じことをしてしまうので、お母さんはイライラして食事のたびに声をあげて怒鳴ってしまうとのことでした。母子家庭でいつもAくんと2人きりで食事をしていたため、余計気になってしまうというのもあったかもしれません。お母さんからは「もう3年生にもなって……」という言葉が何度も聞かれました。

お母さんが心配されるのも無理ありません。この年齢で食事マナーが守れないと、外で食事をするときに周りの大人からは冷たい視線を浴びるでしょうし、学校では友だちに嫌がられてしまうかもしれません。けれども、少なくともお母さんがイライラして怒鳴ったところで現状が変えられるわけではなさそうでした。

実は、お母さんはこのとき、ご家庭の問題を含めさまざまな困難を抱えていらして、Aくんの食事のマナーは、多岐にわたる困りごとのほんのひとつでした。でも、困難が多いときこそ、少しでも減らせるストレスは減らしておくに越したことはありません。そこで、お母さんには次のように提案をしました。

「食事マナーは大切ですが、何が何でも今すぐできるようにならなければいけないというわけではありません。今は他にもいろいろ大変なことがあるときですので、食事マナーまで一生懸命しつけようとしなくてもよいのではないでしょうか」。そのうえで、食べこぼさないように気を付けることや、体をじっとさせることは、Aくんが最も苦手とするところであることを説明しました。

そして「他のことは年齢相応であったり、他の人にはない魅力的な一面も持っていたりするAくんですが、食べこぼさないように気を付けることと、体をじっとさせることについては、3年生レベルではなく3歳レベルだと思うくらいがいいかもしれません」と伝えました。3歳の子どもが食べこぼしたり食事中脚を動かしていたらどうでしょうか。注意することはあるかもしれませんが、今のAくんのお母さんほど見ていてイライラすることはないでしょう。3歳だからしょうがないと思えば、優しい気持ちで注意することができるはずです。それどころか、食べこぼしたり、もぞもぞしているのが可愛くすら見えてきます。

その次の回に来院されたとき、Aくんのお母さんからは「3歳レベルと言われたときはちょっとショックでしたけど、あの後にAが食事をするのを見ていて、しょうがないなあと思いました」という言葉が聞かれました。私からお母さんへの伝え方は、もう少し配慮したほうがよかったかもしれないと思いましたが、幸い、伝えたいことは理解していただけたようでした。おかげで、その後のAくんのお母さんの相談では、食事のマナーよりももっと重視すべき事柄に意識を向けることができました。

●年齢相応ではなく実力相応で

年齢相応であることを目指すことは、確かに目標を立てるうえでのひとつの目安になります。けれども、Aくんのように、大きく年齢相応から外れている部分があるときは、実際の実力を正しく判断して指導しないと、的外れな指導になってしまい、効果がないどころか本人にとっても指導する側にとってもとても大きなストレスになります。

3歳の子どもに、食事中よそ見しないように、脚を動かさないように、こぼさないように、と細かいことを叱ってばかりいても、効果が得られないどころか、子どもは食事が嫌いになってしまいます。3歳ならば、食事中には周りに気が散るような物を置かないようにし、座りやすい椅子を準備し、食べやすい食器を使うなど、大人の側にまず工夫すべき点があります。難しすぎることを要求すると、できるようにならないどころか嫌いになってしまうだけです。まずは実力に応じた環境を整え、実力に応じた目標を設定することが大切です。実力に応じた適切な環境で実力に応じた適切な目標を設定するからこそ、本来備わっている能力を発揮できるようになるのです。

●「難しい」と気づけることの大切さ

学校で、授業に集中せず机に突っ伏している生徒に怒っていた先生が、その生徒の体調が悪いことに気づいた途端に「なんだか顔色が悪いぞ、大丈夫か、無理するなよ」と優しくなることがあります。集中しようとしなかったのではなく、集中することが難しい状態であったことに気づいたからです。あるいは買い物中、たらたら歩いている子どもにイライラしていた母親が、子どもに熱がありそうだと気づいた途端に「具合悪いの？　それならもう帰ろうね」と子どもに寄り添えるようになることがあります。さっさと歩く気がなかったのではなく、さっさと歩くのが大変であったことに気づいたからです。

Aくんの場合も同様です。Aくんがお母さんの言うことを聞こうとしなかったのではなく、食事のマナーを守ることが難しかったことにお母さんが気づけたことで、お母さんはAくんに優しい気持ちで接することができるようになりました。

何かをしようとするときに、それがどれくらい難しいことであるかを理解することは大切なことです。難しくても挑戦するのか、あるいは難しいから避けるのかは、それがどのくらい難しいか、どのくらい必要か、どのくらい望んでいるかなどを総合的に踏まえて判断すべきことです。体調が悪くても、必死になれば授業に集中することはできるかもしれません。熱があっても、死ぬ気になればさっさと歩くことはできるかもしれません。でも、そこまでの必要があることはほとんどないでしょう。

Aくんの食事マナーについても、今はそこまで頑張る必要がないという判断に基づいての対応でした。

人生では、頑張るのか諦めるのかを選ばなければならないことがたくさんあります。そのようなとき、それがどのくらい難しいことであるかを理解できなければ適切な判断はできません。これは誰にでもあてはまることです。たとえば、疲れたけど頑張って自宅まで歩くのか、それとも諦めてタクシーに乗るのかは、歩くことが自分にとってどのくらい大変か、それはお金を払ってでも避けたいことかを考えて決めます。

このような日常の些細な決断だけではなく、ときには、将来の進路選択のような大きな決断が必要なときもあります。そのときも、自分がどのくらいそれを望んでいるかだけではなく、自分にとってそれがどのくらい難しいことであるかも念頭に置いて決断しなければなりません。たとえば、プロゲーマー、ユーチューバー、プロスポーツ選手などの人気職業を目指す子どもたちは、それがどれくらい難しいかに気づいたとき、挑戦を諦めることが多いのではないでしょうか。もちろん諦めずに挑戦を続け、その目標を実現する人もいるでしょう。難しいことに挑戦することで得られるものもありますす。でも難しいことを理由に諦めることも、一概に悪いことではありません。自分には難しいということに気づいて諦め、建設的な代替案を考えることも、ときには大切なのです。

●発達障害と診断する意義

発達障害と診断する意義のひとつは「実はこの人にとっては、こういうことが難しいのです」と伝えることです。とくに、知的障害を伴わない発達障害の場合、たいていのことは年齢相応にできているだけに、特定のことだけ年齢相応の実力を伴っていないことを、なかなか周りに理解してもらえません。

Aくんの場合もそうでした。彼は頭の回転が速く、物事をよく理解していました。それにもかかわらず、着席が求められる場面で離席したり、注意を向けることが求められる場面で集中しなかったりするので、態度が悪いと思われてしまうことがたびたびありました。AくんのADHDの診断は、じっとしていることや注意を持続することがAくんにとって非常に難しいことを理解するためのものでした。すでに前医でADHDの診断がついていたのですが、当初、ADHDの診断と、Aくんにとっての難しさがお母さんの中で結び付いていなかったので、診断は十分に活かされていませんでした。診断の意味をあらためて説明したことで、お母さんはAくんの実力に応じた対応をすることができるようになりました。

●「できない」のではなく「難しい」

AくんがADHDと診断されていてもなかなか理解を得られなかった理由のひとつは、「できない」のではなく「難しい」だけであることが多いからです。だから、「静かにしなさい」「じっとしていなさい」「集中しなさい」などとお母さんに注意されると一時的に従うことはできるのです。「やればできる」ので、やらないときに、甘えていると思われたり、ふざけていると思われたりしてしまうのです。

けれども、私たちの日常生活ではある程度の甘えがあるのが当然であって、毎日集中力の限界まで勉強したり働いたりすることは非現実的です。たいていのことは、限界まで行うよりも「もうちょっとできるのに」くらいの「ほどほど」のところでやめておくほうが、明らかに長期的な生産性が高くなります。「やればできる」からと言って、もっとやらせればいいというわけではないのです。

実際に、世の中の多くのことは、年齢相応の人がほどほどに頑張れば達成できるくらいの目標が設定されています。小学校の授業時間が45分間で、大学の講義の時間が90分間程度であるのもそうです。多くの人にとって、ほどほどに頑張ればある程度の集中力が保てる時間であるからです。学校の勉強の内容も、体育の持久走の距離もそうです。年齢相応の人がほどほどに頑張ればクリアできる課題が与えられているのです。

実力が年齢相応より低い場合は、真面目に課題に取り組むと、ほぼ限界まで頑張らなければならなくなります。日々それを繰り返していると、頑張ることが辛くなり、努力を諦めてしまうことがほとんどです。Aくんに適した環境を整えるためには、Aくんの実力をよく理解したうえで、Aくんにとっての「ほどほど」を目指すという視点を持つことが大切です。

●実力を理解して無理のない目標を

みんなと同じことをするのが難しい、辛いというのは、多くの発達障害の人たちが抱える問題です。

発達障害がある人は、苦手分野で年齢相応の目標を課されると負担が大きくなってしまいますが、発達障害特性が軽度の場合、必死に頑張れば年齢相応の目標を達成できてしまうことがあるため、配慮の必要性を理解してもらえないことがしばしばあります。

Aくんもたまに、ふと限界近くまで頑張って年齢相応以上の集中力を発揮することがありました。たとえば、書字が苦手だけど死に物狂いで頑張ればみんなと同じ量の漢字練習をこなせる人や、大勢で過ごすことが苦痛だけどなんとか集団にいられる人なども同様です。このような場合、「やればできる」からといって、それを恒常的に求めるべきではありません。

「やればできる」人たちを、発達障害と診断すべきかどうかは悩ましいところです。配慮がなくても過ごせるレベルであるから、診断閾値に達していないとする考え方もできます。けれども、持っている能力を効果的に引き出し、健全な成長を遂げてもらうためには、「ほどほど」の頑張りで達成できる目標を課すほうが明らかによいでしょう。そういう意味で配慮が必要と考えるのであれば、広く捉えて発達障害と診断する場合があってもよいのかもしれません。

一方で、発達障害の診断がなくてもそれぞれの実力に応じて「ほどほど」の目標を設定するのが当たり前の世の中であれば、軽度の特性の人たちをあえて発達障害と診断する必要はないのかもしれません。診断はともあれ、大切なのは、それぞれの実力に応じて頑張れるような適切な環境が一人一人に与えられることであると言えるでしょう。

第14章 「褒めること」の持つ意味

近年、褒める子育ての考え方が広まり、いわゆる「スパルタ育児」は流行らなくなっているようです。けれども、褒めて伸ばすことと、厳しく叱ることは、一見、正反対のようで、実はいずれも同じ理論に基づく考え方です。心理学の学習理論によると、何かの行動をしたことによって、望ましい結果が得られるとその行動が増え、望ましくない結果が得られるとその行動が減ります。褒めることや叱ることは、その理論に基づいているのです。

叱るよりも褒めて伸ばすほうがよいと言われるようになったきっかけのひとつは、褒めたほうが成績が伸びることを立証したハーロック氏の研究です（1）。ただし、この研究結果はあくまでも短期的な効果を示しているに過ぎません。さらに、その場限りの効果を重視するのであれば、古代ギリシアのスパルタで行われていたように、過ちに対しては鞭で打つような厳しい罰を与えるのが最も効果的かもしれません。無論、厳しい罰則を与え続けることの弊害は明らかなので、そのようなしつけは推奨できませんが、では、ただひたすら褒めればよいかというと、そういうわけでもありません。

勉強しないことを厳しく叱られると、子どもは叱られるのが怖くて勉強するようになり、逆に、勉強していることを褒められると、子どもは褒められたくて勉強するかもしれません。けれども、自主的に継続するためには、勉強の必要性や面白さを理解することによって得られる本人のモチベーションが必要です。懲罰を恐れて勉強する場合、子どもにとって重要なのは「恐怖を回避する」ことだけであるため、「叱られないようにする」方法だけを学ぶことになりがちです。それにくらべれば、褒められたときのほうが、褒められる喜びと同時に達成感を覚えやすく、本人のモチベーションにつながりやすいのかもしれません。

けれども、やみくもに褒めればよいというわけではありません。とくに、自閉スペクトラム症がありこだわりが強い人の場合は、不適切な褒められ方が、誤った目標設定につながりやすいように思います。以下の事例を通じて、褒めるときに注意すべき点について考えてみようと思います。

●事例1　毎朝誰よりも早く登校していたAくん

最近、皆勤賞を廃止する学校が増えています。廃止する主な理由は、ときには学校を休むことも必要であるからです。とくに新型コロナウイルス感染症の拡大以降は、休むことの大切さが強調されました。皆勤賞をもらいたいがために、体調不良を隠して登校するようなことがあっては困るのです。一方で、皆勤賞の達成が自己肯定感につながることもあるから廃止しないでほしいという意見もあるようです。

そして、皆勤賞にこだわりすぎてしまう子どもがいるのも事実です。実際に皆勤賞に強いこだわりを見せたAくんの事例を紹介します。小学2年生のAくんは、一学年あたり10~20人の少人数の学校に通っていました。Aくんの日課は、毎朝誰よりも早く登校し、教室の電気をつけることでした。元々は、すでに人がいる教室には入っていきづらいという理由で誰よりも早く登校していたのですが、1年生のときの担任の先生に、毎朝教室の電気をつけてくれることをクラスのみんなの前で褒められて以来、一番に登校することのこだわりが強くなりました。そのため、家で朝の支度に手間取ったりすると、遅くなることを心配し「間に合わなくなっちゃう」と泣いてお母さんに当たることもありました。確実に一番に登校するため、毎朝、正門が開くより前に門の前で待機するので、お母さんも繰り返し「そんなに早く行かなくてもいいんじゃない」と言うのですが、Aくんはその習慣は変えようとしませんでした。

2年生の一学期はとくに問題なく経過したのですが、二学期になり、友達関係や家庭の事情などが原因で、Aくんに疲れがたまってきました。朝早く起きられないことが増え、それでも一番に登校したいがため、毎朝泣きながら慌てて支度して登校するのが日課となりました。お母さんから事情を聞いた担任の先生が、朝ゆっくり来ることをAくんに促しましたが、今度は、一番に登校しなかったときにクラスの人たちがどう反応するかを心配し、朝一番の登校をやめられませんでした。そこで、担任の先生と相談し、朝教室の電気をつけるのは当番の先生が行うというルールにし、それによってAくんは朝一番であることにはこだわらずに登校できるようになりました。

そんなAくんは1年生のときに皆勤賞をもらい、それが嬉しかったようで、2年生になっても皆勤賞を目指していました。Aくんは皆勤賞にも強くこだわり、疲れがたまっていようが体調が悪かろうが、休むことは拒否しました。体調がひどく悪かったときでも、欠席することを受け入れないので、学校の玄関までお母さんが車で送り、そこで先生と挨拶だけして帰ることで出席扱いにしてもらったこともありました。

このAくん、何が問題だったのでしょうか。それは、褒められたり賞を与えられたりすることで、当初の目的が見失われてしまったことです。元々は学校が楽しいから登校していたし、朝一番に行くのもそのほうが教室に入りやすいからだったのですが、いつの間にか、皆勤賞をとることや一番に登校すること自体が目的となってしまいました。褒められることや皆勤賞をとることはAくんにとって嬉しいことではあったのですが、嬉しかったからこそ、そのことだけに意識が向いてしまったのです。Aくんは一旦こだわり始めたことにはとことんこだわる特性を持っていたため、途中でやめることができなくなり、早朝登校が義務感のようになってしまいました。

皆勤賞が励みになるだけならよいのですが、Aくんのように皆勤賞にこだわってしまうと、自らにプレッシャーをかけ続けてしまい、そうなると、休むべきときに休めなくなってしまいます。大人がいくら説得しても皆勤賞にはこだわり続けたAくんでしたが、無理はしなくていいことをご両親や担任の先生が伝え続けると同時に、Aくんがこだわれる他の楽しみを見つけられるように配慮をした結果、皆勤賞以外にもやりがいに感じることや目指したいことが見つかり、徐々に皆勤賞への執着は軽減しました。

●事例2　テストを怖がるようになったBさん

Bさんは小さい頃からクラスの優等生的な存在で、生真面目な性格でした。負けず嫌いでもあり、小学校の頃から勉強熱心で、学校の先生からは「頑張っているな」とよく褒められていました。中学入学後はいつもテストで高得点をとっていました。テストの結果が返ってくると、同級生たちもBさんの点数を見て「すごいなぁ」と感心していました。ご両親はBさんに勉強することを強いることはなかったのですが、良い点数がとれると嬉しそうに見せてくるので、「頑張ったね」と褒めていました。ところが、中学2年生の後半になるとだんだんと勉強が難しくなり、テストで高得点が取れる自信が持てなくなりました。すると、Bさんはテストを怖がるようになり、テスト前に頭痛や腹痛を訴えるようになりました。

Bさんは、自ら自分に無理な目標を課して、追い込んでしまっていました。ご両親は決してBさんに無理をさせようとはしていなかったのですが、テストで良い点数を取ったときに友達や先生から褒められたことで、おそらく「私は良い点数をとらなければならない」と思ってしまったのでしょう。幸い、ご両親がテストの点数のことなどまったく気にせず、「体調が悪いならゆっくり休んでいいんだよ」「無理しないでできる範囲でやればいいんだよ」と言い続けたため、Bさんはしばらく休んでまた元気に登校できるようになりました。

●事例3　褒められるのを嫌がるCくん

自閉スペクトラム症の診断で私の外来を受診した保育園年長のCくんは、褒められることを非常に嫌がる子でした。保育園で先生が「上手にできましたね」などと褒めたりすると機嫌を損ねてかんしゃくを起こしてしまうことすらありました。私は最初、その理由がわかりませんでした。褒められたときどう反応していいのかわからないからなのかと思ったのですが、お母さんから詳しくお聞きすると、褒められると、照れ隠しなどではなく、本当に嫌な気持ちになってしまうようでした。

ところが、褒められることがすべて嫌かというと、そういうわけではないことが次第にわかってきました。それは、診察室のおもちゃでCくんがおもしろいものを組み立てたときに、私が感心して「へぇ、これでそんなもの作れるんだ」とうっかり感嘆の声をあげたときでした。そのとき、Cくんは、まんざらでもなさそうな表情を浮かべたのです。嬉しい気持ちを共有する喜びは感じていたのです。

では、なぜ普段は褒められることを嫌がっていたのでしょうか。Cくんが機嫌を損ねる状況をあらためて確認してみると、主に、手伝いをして褒められたとき、何かを頑張って褒められたとき、何かを我慢して褒められたときでした。どうやら、自分がしたいわけではない行為をしたことに対して褒められることを不愉快に感じていたようです。これらの行為は、人に指示されて何かをすることが嫌いなCくんが、自分なりに義務感を抱きながら頑張って行っていた行為なのでしょう。それを褒められると「別にしたくてやっているわけではない」という怒りが湧いてくるようでした。

最初に述べたように、「褒める子育て」には、褒めることでその行動を増やそうとする大人の目論見が含まれています。つまり子どもにとって、手伝って褒められるのは、手伝わないで叱られるのと同じような意味を持つのです。そのような褒め方は、大人側の要求に応えてくれたことに対する大人の喜びを、子どもに共有させようとする行為であるとも言えるかもしれません。Cくんはその押し付けがましさを何となく感じ取り、不快感を覚えたのかもしれません。

一方で、私がCくんに感嘆の声をあげたのは、本人が自らやりたくておもちゃを組み立てた行為に対してでした。つまり、Cくん自身の喜びを私が共有するような褒め方でした。そこまで考えていたわけではなく、あくまでうっかり褒めてしまっただけなのですが、むしろそのような目論見のない称賛が、あのまんざらでもない表情につながったのかもしれません。

●3人の共通点

Aくん、Bさん、Cくんの3人に共通しているのは、自分がすべきことだと認識すると、本当はしたくないことであっても真面目に取り組むところです。ちょっと大変だから少し手を抜こうとか、やりたくないから誰かに相談しようとか、そのような融通の利いた臨機応変の対応が苦手なのです。さらに、3人とも誰かに言われたことを真に受ける傾向が強かったため、何かを褒められるとそれが自分のすべきことだと捉えてしまいがちでした。このように、真面目な性格で融通が利かないタイプの子どもは、褒められたせいで無理をし続けてしまうことがあります。Cくんのように「褒められることが嫌だ」とアピールできればまだよいのですが、そのような主張ができない子どもだと、辛いと思いながらも頑張り続けてしまい、過剰適応につながり得るのです。

●本人の受け取り方を考えて褒める

では、この3人のようなタイプの子どもに対しては、どのように褒めるのがよいのでしょうか。こだわるべきでないところを強調するような褒め方をしないように気を付ける必要があります。AくんやBさんのように結果にこだわり過ぎると、大きな負荷がかかり、かえって頑張るべきところを頑張れなくなってしまうこともあります。結果ではなく過程や努力を褒めることが大切であるとよく言われるのはこのような理由からです。過程や努力を褒める場合でも、がむしゃらに頑張ることを称賛するのではなく、自分にあったペースで自分なりにできることをすることの大切さが伝わるような褒め方をしたいものです。子どものタイプやそのときの子どもの状態をよく理解し、むやみやたら褒めるのではなく、本人の受け取り方も考えながら褒めることが必要でしょう。

たとえばAくんのように、褒められれば喜んで頑張るタイプの子どもに対して、できなければ叱るべきようなことをできたときに褒めるのは問題ありません。たとえば、道を渡る前に安全確認をしたとか、車に乗ったときにシートベルトをしたとか、そんなことはどんどん褒めてもよいわけです。でも、かけっこでいい結果を出したときや、計算がクラスで一番速かったときなどには、褒め方を気を付けないと不適切なこだわりにつながる危険があるのです。

●子どもの喜びに共感する

子どもが親の思い通りのことをすると、親は嬉しくなりつい褒めてしまいます。けれども、そのような褒め方は、子どもが親の思い通りにならないときに親が怒るのと同じ意味を持ちます。やればできてしまう子どもほど、どうすれば親が褒めてくれるかをわかってしまいます。その結果、周りの人が望むことばかり考えて行動する人になってしまうことがあります。

褒められると怒るCくんから学ぶことはたくさんあります。Cくんの素晴らしかったところは、自分がやりたいことを我慢してまで大人を喜ばそうとしなかったことです。Cくんは、自分がやりたいことと、必要だと思ったこと以外はやろうとしないタイプでした。だから、わざわざ褒められなくても、自分がしたことに対し、必要性の理解や充実感は得られていたのです。Cくんを褒めるときには、こちらの嬉しさの押し付けではなく、その本人の思いにこちらが共感するような形での声がけでなければなりません。そして、そのような子ども自身の達成感に共感するような褒め方こそが、子どもの健全な成長につながる褒め方であるように思います。

●褒めることで何を伝えたいか

だからといって、うかつに褒めないほうがよいのではと神経質になる必要はありません。重要なのは、褒める側が何が大切であるかを正しく理解し、それを子どもに正しく伝えようという思いを持つことです。いい結果が出なくても自分が認められているとわかっている子どもや、やりがいがあるものを持っている子どもであれば、少し結果を褒められたくらいで目的を見失うことはありません。よい結果が得られることはもちろん本人にとっても嬉しいことなので、その達成感に共感する声がけはしてあげてかまいません。大人の思い通りになることではなく、本人がやりたいことをできることや自分らしく生きていけることを一緒に喜ぶ褒め方であれば、子どもの良さを引き出すことにつながるのではないでしょうか。

もちろんここで述べていることは発達障害がある子どもに限ってのことではありません。どんな子どもと接するときでも重要なことです。けれども、今回の事例のように、発達障害の子どもはさまざまな状況の整理統合が苦手で、自分にとって何が大切であるかを見失いやすい傾向にあります。だからこそ、かかわる大人の側が、その子どもにとって何を大切にすべきであるかを十分に理解しながら、褒めたり叱ったりしてほしいと思います。

[文献]

（1）Hurlock, E. B. (1925). An Evaluation of Certain Incentives Used in School Work. *Journal of Educational Psychology*, 16(3), 145–159.

活用したい「構造化」

自閉スペクトラム症の人たちは、周りの状況が分かりやすく整理されていると、見通しが立ち、何をすべきか理解しやすいことが知られています。そのため、1970年代からアメリカのノースカロライナ州で実施されているTEACCHプログラムで、個々のニーズに合う環境を作るための「構造化」が技法として開発されました。TEACCHでは「構造化された教育（structured teaching）」の要素として①物理的構造化、②スケジュール、③ワークシステム、④視覚的構造化をあげています。

詳細な説明はここでは省きますが、それぞれ「何をする場所であるか」「何をするときであるか」「何をすればよいか」「何を理解すればよいか」を明確化するのに役立ちます。予測できない状況が苦手である自閉スペクトラム症の人が、「今の状況」「次に起こること」「自分が何をすべきであるか」を理解して、安心して活動できるようにするのがポイントです。

先日、修学旅行から帰ってきた自閉スペクトラム症の中学生のお母さんがこんなことをおっしゃっていました。「家族旅行では、『まだ着かないの？』『なんでこんなところに来るの？』『早く○○に行きたい！』などと文句ばかりで心配だったのですが、修学旅行では問題なくしっかり自分で行動できたと聞いて驚きました」。これは、親と一緒だと甘えてしまうというのもあるかもしれませんが、構造化の効果もあったのではないかと思われました。家族旅行では、予定は曖昧だし、自分が何をしたらよいかも把握しにくいですが、修学旅行では、スケジュールの構造化がされていて、しおりの予定表を見ながら、今どういう状況で自分が何をすべきか、次に何をするかがよく理解できていたのでしょう。「次に家族旅行に行くときは、本人とご家族で一緒に予定表を事前に作ってみるといいですね」とお伝えしました。

視覚的スケジュール表、絵カード、おしまい箱（finish box）を用いるなど、構造化の手法はいろいろと知られています。いずれの手法も、自閉スペクトラム症の人たちが抱える情報処理の障害によるプランニングや選択的注意の苦手さなどをカバーする手段です。「何のために構造化するのか」を考えながら、個々の特性に合わせて柔軟に用いることが大切です。一人ひとりの能力や興味に合わせて本人が自己実現をしていくための手段として、有効に活用していきたいものです。

第5部　周りの人にできること

第15章 「自然な配慮」とは

●なぜか登校できた一年間

小学校低学年のときからずっと外来に通ってきていたAくんという男の子がいます。中学を卒業しましたが、義務教育はほとんど学校に通うことはできず、卒業後もほぼ自宅で引きこもって生活しています。最近では、外出するのは週一回の精神科リハビリテーションと月一回の通院のみですが、自宅では毎日同じスケジュールで、創作活動、調べ物、ニュース番組視聴、動画鑑賞などをしながら、わりと楽しく充実した日々を過ごしています。今は経済的に親に依存していますが、地域支援者とどう関係づくりをして社会で生きていけるようにするかを模索しているところです。

診断としては自閉スペクトラム症と注意欠如・多動症の併存で、知的な能力もやや低めでした。そのため、小学校低学年の頃から特別支援学級の利用も含め、学校での環境調整が試みられてきました。ところが、こだわりが強いため、学校生活はAくんが納得できない事柄ばかりで、また、言語表出が非常に苦手であるため、納得できないことがあってもそれを誰かに伝えて理解してもらうことができませんでした。そのため、だいたい、年度初めは登校してみるのですが、すぐに不満が募ってきて、我慢できなくなって学校で暴れて、それを必死で抑えようとした先生たちとの関係がさらに悪くなり、という悪循環になり登校できなくなるパターンでした。もちろん、毎年そういう状況を想定して、クールダウンの方法も事前に一緒に考えたりはするのですが、なかなかうまくいかないのです。

外来では、学校の先生のどういう対応に納得できないかを、たどたどしいながらも落ち着いて述べられるので、それを学校で伝えられればきっと先生たちの理解を得られるだろうにと思うのですが、学校という環境で慣れていない先生に咄嗟に自分の思いを伝えることは難しいのです。そんな学校生活だとストレスがたまり家でも暴れることが多くなるので、母親も学校に通わせることには後ろ向きで、年度初めだけ登校してみても、結局、すぐにまた不登校生活に戻ってしまうのでした。

ところが、興味深いことに、義務教育の中で一年間だけAくんが毎日楽しく登校できたときがありました。小学校高学年のときの一年間ですが、その間は外来で学校の不満が語られることは皆無でした。この一年間は通常学級で過ごしたのですが、それまでと何が違ったのかを尋ねると、本人も母親も、とにかく担任のB先生がよかったと言います。何がよかったのか尋ねると、信頼できる、ちゃんとわかってくれると言うのです。どんな先生なのかを聞いてみると、「まず最初に、困ったことがあれば何でもおれに言っていいから、おれにまかせろ」と言ってくれたと。そして、実際、これが嫌だとかあれが嫌だとか伝えると、わかってくれたと言うのです。

それまでの先生も、また、中学に入ってから関わってくれた先生たちも、みんな一生懸命Aくんの言うことに耳を傾け、Aくんに配慮しようと努めていたはずです。でも、たいてい、ちょっとしたことで「言っていたことと違う」「先生の言うことに納得できない」とAくんが憤慨し、信頼関係は崩れてしまうのです。B先生は何がよかったのでしょうか。もちろん相性がよかったというのはあると思います。他の先生が「何でも相談しろ、おれにまかせろ」と言ったからといってAくんが信頼するとは思えないので、B先生にはAくんがなんとなく安心できる雰囲気があったのだと思います。けれども、一年間担任を信頼し続けて登校を続けられたということは、相性だけではない何らかの要因があったはずです。

B先生が特別Aくんに甘かったというわけではありません。けれども、なぜかこの先生の言うことにはAくんは納得できたのです。同じようなケースは他でも経験したことがあります。

Aくんと同じくこだわりが強く自閉スペクトラム症の診断がついているCくんですが、一番好きなことは自宅に引きこもってゲームをしていることです。たまに促されて渋々登校はするのですが、すぐに疲れてしまいまた登校できなくなってしまうのを何年間も繰り返していました。ところが、彼も、ある学年のときだけは一年間ほぼ毎日登校していました。そのときの担任のD先生は、わりとズバズバ指示を出す先生で、「おい、C、○○をやるからこっち来い」「お前はこれ大変だろうから嫌だったら言えよ」とこんなきつい口調なので、他の先生たちはすぐにCくんが学校に来られなくなるだろうと心配していました。ところが、大方の予想に反して、D先生が担任であった一年間だけは、Cくんはほぼ毎日登校したのです。別に学校が楽しいとまでは言いませんでしたが、嫌だとも言わず、ほぼ毎日自ら登校していたのです。

●相性の良さ

Aくんとcくんが登校できた理由を、担任の先生との相性のよさという観点から考えると、どちらの先生もあまり複雑なことを言わなかったという点があげられます。何かを伝えるときには、ややこしいことは言わず、合理的な理由をシンプルにはっきりと伝えたので、AくんとCくんにとってはわかりやすかったのだと思います。それから、D先生に関しては、「嫌だったら言えよ」とは言いつつも、いつも行うべき活動を具体的に指示するので、Cくんにとっては何をすればよいかがわかりやすくて過ごしやすかったというのもありそうです。どんな生徒にとってもこのような物の伝え方がよいというわけではありません。もっと気を使った言い方をしてもらったり、自由度の高い活動を選ばせてもらったりしたほうがよいという生徒も多いと思います。けれども、AくんとCくんにとってはこの先生たちのスタイルとの相性は抜群だったのです。

ただし、先ほども述べたように、担任との相性だけでは一年間信頼し続けることはできません。この先生たちの何がよかったのかいろいろ考えてみると、思いつく理由は2つありました。

●登校できた理由

ひとつ目は、この先生たちは、AくんやCくんの話をよく聞いていました。他の先生たちだってもちろん話を聞いてくれていたと思いますが、この2人の先生がとくにAくん、Cくんの話をよく理解できていたと思った理由は、この先生たちが行う配慮は必ず本人たちが望むものであったからです。これは、一見当たり前のようですが、他の先生が担任だったときは、「余計なことをされて嫌だった」「肝心なことはしてくれない」という訴えが多かったのです。ところが、B先生、D先生に対しては、そういう訴えがAくん、Cくんたちから聞かれませんでした。

とくにD先生は、かなり厳しい課題も他の生徒と同じようにCくんに受けさせることがありました。周りの支援者はそのことを心配していたのですが、先生はCくんに「嫌だったら言えよ」とは伝えてあり、また、Cくんもこの先生には嫌なときは伝えることができたので、Cくんから求めがないときは余計な配慮はしませんでした。一方で、本人が「辛い」と訴えてきたときはそれを受け入れ、別の課題を提案するなどの配慮ができていました。つまり、AくんやCくんが何を求めているのかをよく理解して、求めていることにはできるだけ応じ、逆に配慮を求めていないときは余計なことはしないというのが徹底されていたのです。

AくんもCくんも自分の思いを伝えることが苦手で、本人たちが求めることを聞き出すのは非常に難しかったと思います。だから、多くの先生たちが、Aくん、Cくんが何を望んでいるか聞き出せなかったのも、無理はないと思います。そう考えると、B先生、D先生だけがそれを聞き出せたのには、やはりAくん、Cくんとの相性のよさの影響が大きかったかもしれません。

もうひとつの理由が、今回とくに注目したいところですが、それは、この2人の先生が「特別扱い」感をまったく出さずに、それでも必要な配慮は惜しまずに提供していたことです。どちらの先生も、Aくん、Cくんに対し、特別な配慮をあまりにも当然のように行っていました。他の生徒と違うことをさせる場合でも、それがあまりにも当たり前に行われるので、本人も引け目を感じずに取り組むことができました。そして、それゆえに他の生徒たちも不公平感を抱くことが少なかったのではないかと思うのです。

●大人の価値観

良くも悪くも、子どもは大人の価値観や考えの影響を受けやすいものです。大人が差別意識を持って接していれば、多くの子どもが同様の差別意識を持つようになるでしょう。逆に、Aくんや Cくんの先生のように、正当な配慮は至極当然のこととして考えていれば、他の生徒たちもAくんとCくんへの配慮を当たり前のことだと捉え、「ずるい」と感じることは少ないでしょう。

配慮を求めたときにときどき学校側から言われてしまうのが「特別扱いはできない」という主張です。たとえば、特定の生徒だけ宿題や当番活動を免除すると、他の生徒たちから不満が出るというのです。けれども、宿題や当番活動に対して配慮が必要であり、本人もそれを求めているのであれば、たとえ他の生徒から不満が出ても、至極当然のこととして配慮をするべきです。もし他の生徒が文句を言ったら、配慮するのは当たり前であることを教えてあげればよいのです。それでも文句を言う生徒がいたら、それはその生徒が自分自身の役割に不満を抱えているからであり、そこのケアが必要なのかもしれません。そして、先生の側の態度も重要です。もし先生自身が、正当な配慮をずるい特別扱いであると考えていれば、その先生の態度を見ている他の生徒たちもそれを「ずるい」と感じるのではないでしょうか。

●当たり前の配慮

私の勤める医局では、ときどき産休、育休、療休などを取得する人がいます。想定していなかったタイミングで休暇に入らざるを得ない場合もあり、他の人たちがそのぶんの業務を急遽補うことになります。今年も、診療の中心的な役割を担っていた医師が産休育休に入ることになり、みんなで必死に協力しながら診療に支障が出ないように努めています。残された人たちの業務負担は大きく、仕事が多いことに対する愚痴が聞かれることはありますが、だからと言って、産休をとる人に対する不満が出ることは一切ありません。それどころか、体調が少しでも悪かったら遠慮なく休むようにと、産休に入る前からみんなが声をかけています。そのような配慮は当たり前だと思っているからです。だから、残ったみんなでどうしたらいいかだけに意識を向けることができるのです。

●配慮に対する周りの不満

働かない人がいるときに周りの人が不満を抱く理由は、ひとつは不公平感であり、もうひとつはそのぶん他の人の仕事が増えたり収益が減ったりするなどの不利益が生じるからでしょう。働かない理由が正当である場合は、不公平感は問題にならないはずですが、後者の不利益については対策が必要です。ただし、それは働かない人をどうするかではなく、働ける人がどうするかの問題です。もし、そこで休むべき人が休んでいることを責められるのであれば、健全な環境とは言えません。

実際には、未だに産休をとるときに迷惑だと思われてしまうような職場もあると思います。人手不足だという現実はあるでしょうし、そのための対策はもちろん重要でしょうが、いつまでたっても産休がとりづらい環境が改善しないとしたら、そこには、産休は当たり前だという認識の不足があるのではないでしょうか。産休育休をとることに引け目を感じなければならないとしたら、それはあるべき姿ではありません。出産を控えている人への配慮は当然のことであると誰もが認識し、出産する人が産休育休をとっても成り立つ社会を作っていかなければなりません。

産休育休と同じくらい当然のこととして、発達障害がある子どもたちに学校の先生たちがしかるべき配慮を提供すれば、きっと他の生徒たちも自然にその配慮を当然のことと認識するようになることでしょう。学校の当番活動というのは、実務というよりも教育としての意味が強いでしょうから、人手の不足を理由に本来あるべきではない無理をさせるのではなく、あるべき姿を教えていかなければなりません。配慮すべきことは惜しみなく当然のように配慮する、そのことが徹底されることで、本人も堂々と必要な配慮を求めることができるし、周りの生徒たちもそれを当然のこととして受け入れられます。

●周りの理解を得る難しさ

発達障害の配慮で難しいのは、発達障害がある人の困難さが周りの人には理解しづらい点です。「頑張ればできるのではないか」「本人の努力が足りないのではないか」などと思われてしまうので、配慮を受けることが正当なことではないように見えることがあるのです。けれども、たとえ必死に頑張ればできることであったとしても配慮が必要なことがあります。

このことについては、第13章でも触れましたが、発達障害の特性があると、他の人が難なくこなす仕事であっても、同じ方法でこなそうとすると必死に頑張らなければならない場合があります。限られた場面で一時的に必死に頑張るだけであればそれでよいかもしれませんが、長期的なことを考えると、常に必死で頑張り続けながら日常を送ることは非現実的です。それを強いることで最終的に社会から脱落するリスクを負わせることにすらなるかもしれません。

そういう点では、産休前の配慮も、病気で療養に入る人への配慮も同様です。もしかして、もう少し頑張らせても大丈夫かもしれないという場合であっても、そのようにリスクを負わせることがないよう配慮するのが当然なのです。十分に配慮を行うためには、周りの人たちが、見た目では困難さがわかりにくい人にもそれぞれの事情があることを理解し、その人たちに適切な配慮を行うことは当然のことであるという認識を持たなければなりません。

●当たり前の配慮を当たり前に行うために

かつては産休育休を堂々と取れない社会であったし、今でもそういう職場はきっとあることと思います。でも社会が変化してきて、産休育休は当然のことであるという認識が広まってきたことによって、少なくとも昔とくらべれば女性が出産もしつつ社会でも力を発揮しやすくなったのではないかと思います。長期的に考えると、出産をする女性だけではなく、社会全体にとっても意義のあることなのです。

同様に、発達障害がある人たちが、適切な配慮を受けることで社会の中で健全に生きられるようになることも、発達障害がある人だけではなく、社会全体にとって意義があります。だからこそ、子どもの頃から当然のこととして必要な配慮が自然に受けられる環境を整えることが重要です。そうすれば、本人も上手に配慮を求める力をつけることができるし、また周囲もその配慮を当然のこととして受けとめられるようになるはずです。

Aくんと Cくんの先生が素晴らしかったのは、当たり前の配慮を当たり前のように行っていたことです。それができた理由のひとつに、実はこの先生たちは当たり前ではない配慮や不要な配慮は行わないという合理性も兼ね備えていたことがあげられます。だから、本人も周囲の生徒たちも、ごく自然に適切な配慮を受け入れられたのではないかと思います。次章では、この「適切な配慮」について考えてみたいと思います。

第16章　公平な配慮

●人生は不公平？

私は子どもの頃、何年間かアメリカに住んでいたことがありました。当時通学していた中学校に、“Life is not fair!”と教室内に大きく張り紙をしていた先生がいました。わりと自由な雰囲気であったその中学校の中では厳しめの先生で、騒いで授業の邪魔をする生徒がいると、教室から出ていくように命じることもありました。ある日、注意を受けた生徒が「みんなしゃべっているのに、なんでおればっかり」と文句を言うと、その先生はゆっくりと張り紙を指さし、「あれを読め」と言い、こんなことを話し始めました。「制限速度時速55マイルの高速道路を、君が時速60マイルで運転しているとするだろ？　周りの車はみんな時速70マイルくらいで君を抜いていく。そこにパトカーが現れて、なぜか君だけがつかまることもあるんだ。人生ってのはそういうものなんだ」。

「このためにあの張り紙があったのか」と中学生ながらに納得しました。この先生には、生徒たちが主張する「公平性」を保つために一律の取り締まりを行う気はまったくないのです。実際に、授業中ちょっとしゃべったくらいではいちいち注意をする先生ではありませんでした。ところが、授業の妨害になる言動に対しては厳しく指摘しました。授業妨害を防ぐ意図が生徒から見ても明確で納得できるものであったため、厳しくて「不公平」であるにもかかわらず、この先生が生徒から反感を買うことは少なかったように思います。

私たちの社会では法の下の平等が保障されており、不公平感をなくすためのさまざまな努力が行われています。それだけに、学校の先生が「人生は不公平」であることを堂々と述べていたのは印象的でした。もちろん、不公平を正当化するようなややこしいことを言うより「しゃべっているからではなく授業の邪魔だから叱っているんだ」と説明すればそれですむことなのですが、あえてそれは自分で考えさせたい思いがあったのか、あるいは単なる不親切なのか、今となってはもうわかりません。いずれにしても、不公平を公言している割には、不公平感をあまり感じさせない先生でした。

●「公平であること」と「一律な扱いをすること」

この先生は、みんなを一律に扱わないことがあるという意味で「人生は不公平である」の標語を用いていました。確かに、一律でないと感じることはたびたびありました。たとえば、この先生の授業では、よく当てられる生徒と、ほとんど当てられない生徒がいました。でも、これについても生徒から不公平だと不満が出ることはなかったように思います。発言するのが好きそうな生徒だけが当てられていたからです。

本当の意味で公平であることとは、一律であることではありません。日本国憲法第26条第一項には「すべて国民は、法律の定めるところにより、その能力に応じて、ひとしく教育を受ける権利を有する」とあります。法の下の平等の考え方では、一律に同じ教育を与えなければならないのではなく、それぞれの能力に応じた教育を受ける権利が等しく守られなければなりません。それが公平さなのです。そういう点で考えると、この先生が、生徒たちの授業を受ける権利を保障するために、邪魔をする人には注意を与えたというのは、公平さを求める行為であったと言えます。

●どこまで配慮するのか

さて、発達障害がある人に対して、どこまで配慮をするべきか。この悩みはよく聞かれます。先ほど、授業を妨害する行為を取り締まることは、他のみんなの権利を保障することであると述べました。それに対し、特別な配慮とは、障壁を取り除くことで、配慮を求める人の権利を保障することです。取り締まることと配慮することは一見反対のことのように見えますが、目的は同じで、みんなが公平に同等の権利を保障されるために必要なことです。

授業中の私語をどこまで取り締まるかの線引きとして、私語の大きさにかかわらず授業の妨害になる場合は、他のみんなの権利を保障するために取り締まるべきであると言えます。同様に、どこまで配慮をするかの線引きを考えるときは、配慮の程度がどれくらいであるかではなく、その人にとって当然であるはずの権利がどれだけ守られるかで考えなければなりません。配慮が目指しているのは、できるだけ本人の権利を守ることなので、そのためにどうすればよいのかを考えることが、適切な程度の配慮につながるはずです。

だから、本人にとっての当然の権利が何であるかを理解しなければ、どこまで配慮するべきかの判断はできません。たとえば、何かを学ぶための授業が学校で行われるときは、どの生徒も、その学びを享受する権利を持っています。だから、何らかの理由で授業の参加が難しい生徒にも、同様に学べる機会を提供できるように配慮が必要です。それぞれの能力に合わせての学びの機会でよいので、まったく同じ形式ではないかもしれませんが、同等の権利を保障しなければなりません。

ここで気をつけなければいけないのは、配慮とは特権を与えるわけではない、ということです。他の人たちより有利になるような配慮は不適切です。一方で、他の人と同等の権利が与えられていないのであれば、できる限り同等の権利が与えられるように心掛けて配慮を提供しなければなりません。また、あくまでも同等の権利を保障するだけであり、同等の学びを義務付けるわけではありません。そういうことを理解すると、何が適切な配慮であるかが理解しやすくなるでしょう。

もちろん、配慮する側にも限界があります。だから、配慮を求める人の権利を守るために必要なことであっても完全に応じることは無理な場合もあります。たとえば、求めにすべて応じることが、配慮する側にとって過度な負担がかかってしまう場合や、他の人の権利を侵害してしまう場合は、応じることができなくても仕方ありません。でも、それなら配慮をしなくてよいというわけではありません。可能な方法が何であるか試行錯誤を続けることが、最適な配慮につながるのです。

●書字困難があるAくんへの配慮の提供

定期的に外来を受診している小学4年生のAくんは、知的な能力は高いのですが、やや書字の困難さがあり、とくにまっすぐ書くのが苦手です。多動も目立ち、授業中は姿勢が崩れ、絶えず消しゴムをはじいたり鉛筆をいじったり、ときには座席から下りて床に座ったりすることもあります。担任の先生は「授業中はいつもぐだぐだですが、テストのときだけは本気を出して、だいたい満点をとっているんでまあいいいんじゃないでしょうか」と評価していました。けれども、あるテストの最中、Aくんが問題を解きながら泣いていたので担任が近寄ると、割り算の筆算の問題に解答しようとしていて、大きな数字を書き、列もずれてしまうため、スペースが足りず解くことができずにいました。そこで、担任の先生は白紙を一枚渡し、「こっちの紙で解いてもいいよ」と伝えました。その結果、全部解くことができたそうです。

●Aくんへの配慮の目的

Aくんもそうですが、多動がある人の多くは、むしろ少し体を動かしていたほうが集中できることが多いようです。ADHDがある4、5年生の子どもを対象にした研究では、通常の椅子よりもバランスボールに座って授業を受けるほうが、集中力が増し、多動が減り、座っている時間と課題に取り組む時間が増えたことが報告されています（1）。おそらく、じっと座っていることを要求されると、かえって学習に集中できなくなってしまうのでしょう。

担任の先生は、Aくんが授業を聞いて学べることを目指しており、座っていられるようにすることは授業の目標とは考えていませんでした。Aくんが授業を聞けるようにするためには、Aくんにとって集中しやすい状況を作る必要があります。一般の世の中では「授業中は座って聞く」「話を聞くときは相手を見る」などの暗黙の了解が存在しています。Aくんの先生も、ふざけて離席したり遊んだりしているせいで授業を聞けていない生徒がいたら、もっと授業に集中できるように何らかの対応をしたことでしょう。また、もしAくんがじっとしていないことで周りの生徒に迷惑がかかってしまうときは、席の配置を工夫するなどして、迷惑がかからない方法を考えてくれたことでしょう。でもAくんは授業に集中できていたし、他の生徒の迷惑にもなっていなかったので、そのままでよかったのです。だから、一般的な暗黙の了解をAくんには押し付けないのが適切な配慮です。

テストのときに追加の用紙を渡すのも、些細なことではありますが、Aくんにふさわしい配慮でした。他に追加用紙を必要としていた人は誰もいませんでしたが、小さい字でまっすぐ書くことができないAくんにとっては、筆算の問題に取り組むうえで必要であったからです。実は、Aくんもふだんは少し小さめの字で書く練習を時々していて、本人もそれは必要性を感じて頑張っていました。けれども、今回のテストの目的は、小さい字で書けるかを評価することではなく、割り算の力を評価することです。だから、あえて算数のテスト中に決められたスペース内で解くことを要求する必要はありません。Aくんの割り算の力が正しく評価されるように、別の紙を使用する選択肢を提供するのが適切な配慮なのです。

●自ら配慮を求める力

また、今回のケースでは、Ａくんからの要求があったわけではないのに、先生がテスト中に追加の用紙を渡しました。このような対応についてはケースバイケースだと思います。

特別な配慮は求めがあったときに提供するのが原則です。障害者差別解消法では「障害者から社会的障壁の除去を必要としている旨の意思の表明があった場合」において、行政機関や事業者に配慮をするように努めることを義務付けています。つまり、社会に出て配慮を受けるためには、自らの意思表明をしなければなりません。配慮を受ける権利はあっても配慮を受ける義務があるわけではないので、求めがないときには配慮が行われないのが原則なのです。したがって、将来も配慮が必要な人が社会に出て生きていくためには、自ら配慮を求める力をつけなければなりません。だから、子どもの頃からむやみやたら配慮してあげればよいというわけではないのです。何も言わなくても配慮してもらうのが当たり前になってはならないからです。

また、障害者差別解消法では、配慮を行うことに伴う「負担が過重でないときは」という条件の下で配慮を義務付けています。つまり、負担が重すぎる場合は配慮をしてくれないのです。

ここまでをまとめると、障害による困難さにより本人が努力しても対応しきれず、かつ、配慮する側にとっても重い負担がなく提供可能な範囲である場合に限って、配慮が義務付けられているということになります。これを「合理的配慮」と言います。配慮を求める側の一方的な要求で配慮が受けられるわけではなく、自分には何ができて何ができないか、何を求めているかを伝え、それに対し配慮する側がどんなことであればできるかを話し合いながら決めることになります。その話し合いをする力も身につけないと、適切な配慮を受けることは難しいのです。

●配慮を受ける経験の大切さ

Aくんにとっては追加の用紙なしで割り算の力を適正に評価してもらうことは難しく、また、追加の用紙を渡すことは、配慮する側としてはほとんど負担にはならないでしょうから、言うまでもなくこれは合理的配慮と言えます。問題は、Aくんが求めてもいないのに配慮を提供したことですが、Aくんの場合は、担任の先生の側から追加の用紙を差し出したのは良い判断であったように思います。この配慮はAくんにとって押し付けではなく本人が望むものであったし、この経験はAくんが将来自ら配慮を求める力をつけるうえでむしろ役立つであろうからです。

担任の先生は「こっちの紙で解きましょう」と押し付けるような言い方はしませんでした。紙を差し出して「こっちの紙で解いてもいいよ」と提案したのみでした。自ら求めさせるのであればクラス全体に「計算用に別の紙がほしい人は言ってください」と伝えることもできたかもしれません。けれども、おそらくAくんはそれでは助けを求めることはできなかったでしょう。Aくんにとっては今回の担任の先生の声掛けがちょうどよかったのではないかと思います。

そして、きっと次のテストのときには、担任の先生から事前に「追加の紙が必要であれば言ってください」という声掛けがあることでしょう。Aくんは前回のテストで実際に配慮を受ける経験をし、配慮が可能でありかつ自分にとって必要であることを理解しているからこそ、次は自ら配慮を求めることができるのではないかと思います。自ら配慮を求める力をつけてもらうためには、配慮を受ける経験を積みながら自分にとって必要な配慮が何であるかを理解し、配慮を求めやすい雰囲気の中で自ら配慮を求める経験もできるようにするのが望ましいのです。

●配慮を実現させるために

発達障害の診断がついている人は、社会に出てからも障害者差別解消法に基づく合理的配慮を受けることができます。けれども、そのためには自ら配慮を求める力が必要です。ただし、一方的に要求するだけでは、結果として配慮が実現しないかもしれません。相手の負担が重すぎて望む配慮が受けられない場合は、どう配慮してもらえばよいかを相手と話し合う力も必要です。

その力をつけるためには、まずは自分が合理的配慮を受けてよい人間なのだということを、自身がよく理解しなければなりません。他の人と一律の扱いであるべきという価値観を脱却し、自分の真の力を発揮するためには配慮を求めていいんだ、ということに気づけるようにしなければなりません。子どものときに配慮を受けられない経験を重ねていると、配慮を求めることに抵抗を覚えたり、求めても無駄だと思ったり、そもそも配慮してもらうことを思いつかなかったりするかもしれません。だから、然るべき配慮は子どもの頃から当然のこととして提供されるべきです。

自分にとっての権利が何であり、公平な配慮がどういうものであるかも知らなければなりません。そうでないと、何を求めてよいのかを理解できないからです。だから、社会に出てからのことを見据えて、どういうときは助けを求めてよいか、そして、どのように配慮を求めればよいかに自ら気づけるような方法で配慮を提供できるとよいのでしょう。

先日、レゴが思うように組み立てられずイライラしている3歳児に「手伝ってほしかったら言ってね」とだけ声をかけて見守っていた父親がいました。その子はすぐには助けを求めず悪戦苦闘を続けましたが、しばらくすると半泣きで「パパやって」と助けを求めました。子どもが自分自身でなんとかしたいという思いも尊重しつつ、でも求めれば助けることを伝えるような、素敵な声掛けだなと思いました。周りの大人のそのようなさりげない声掛けは、きっと、子どもが社会に出たときに生きていくための大切な力になることでしょう。

[文献]

（1）Fedewa AL, Erwin HE. Stability balls and students with attention and hyperactivity concerns: implications for on-task and in-seat behavior. *Am J Occup Ther*. 2011;65 (4): 393-399.

第17章 目的の共有

●「儲かる算数」への関心

自閉スペクトラム症がある小学5年生のAくんは、歴史やゲームなど興味のあることについて卓越した知識を持っています。けれども、興味がわかない学習にはほとんど取り組めないため、通常学級で過ごすことが苦痛で、特別支援学級を利用しています。学校の先生も、興味が持てるところから学習するのがAくんに適していると考えながらも、少しずつ興味の幅を広げようとさまざまな工夫をしていました。でも、とくに算数には抵抗が強く、なかなか取り組むことができませんでした。

ところが、ある日の診察でAくんが「最近算数をやっている」と言うので、どんな勉強をしているか尋ねると、お金の計算をしているとのことでした。お金の計算だと、数字をイメージできて取り組みやすいという子どもがときどきいますが、Aくんもそうであるようです。数ヶ月後の来院時も算数を頑張っているというので、関心が続いている理由を尋ねました。すると、学校の先生が「儲かる算数」と称して、いくら貯めるにはどれくらいかかるか、いくらあれば何をどれくらい買えるか、どう買うのがお得かなどを教えてくれていたそうです。多趣味なAくんは欲しいものがたくさんあり、お小遣いの中でやりくりしていたので、「儲かる算数」なら「わかるようになりたい」と思えたのでしょう。

●目的のある学習

勉強をしたがらない子どもに、勉強する目的を尋ねても、あまりぱっとした答えは返ってきません。たいていは「将来のため」「やっておかないと後で困るから」などと大人から聞いたような言葉を口にするだけで、実際には目的を持って取り組めていないことがほとんどです。そんなときにご褒美で釣って勉強させようとしても、せいぜいご褒美のために一時的に頑張るくらいです。ご褒美をきっかけに勉強の面白さややりがいに気づけるのであれば、それも有効かもしれませんが、下手にご褒美を利用すると「ご褒美がないと勉強しない」ようになってしまうこともあります。

Aくんが継続して算数に取り組めたのは、先生の工夫により、Aくんが一時的に興味を持っただけではなく、目的を持って学習できたからです。目的に向かって真剣に取り組む面白さを知ることができたのはAくんにとって貴重な経験でした。

●興味があることと必要なこと

興味があることを頑張るのは難しいことではありません。一方で、興味がないことを頑張るのは容易ではありません。誰でもそうでしょうが、とくに自閉スペクトラム症がある人はこの特徴が顕著です。

嫌いなことはしないですむのが一番良いのですが、日常生活の中では、好きではなくても頑張って行うようなことはたくさんあります。たとえば、会議への出席、書類作成、お風呂掃除、じゃがいもの皮むき、地域清掃などです（もちろん、これらを「嫌いではなく好きでやっている」という方もいらっしゃるでしょう）。なぜ頑張るかというと、それが必要だと思うからです。収入のため、健康のため、好きなものを食べるため、家族のため、地球環境のため、世界平和のためなど、何かしらの必要性を感じるときに、私たちはその行為自体には興味がなくても頑張ることができます。

逆に、興味がなくて必要性も感じないことを頑張るのは難しいことです。昔、知人に韓国語が面白いと勧められましたが、国語の授業すらあまり好きではなかったような私は興味を持てず、テキストを見せてもらってもまったく覚えられませんでした。ところが、以前、韓国での学会に行く前に、知り合いの韓国の方にホットクなどの屋台料理を食べてみることを勧められたことがあります。そのときは、ホットクを含め、いくつかのおすすめ料理のハングルはすぐに読めるようになりました。読めないと、屋台で売っているものが何なのかわからないからです。目的があって、必要性が生じて、初めて熱心になれることを身をもって感じました。同様に、子どもたちも、興味がない勉強をするように言われても、具体的な目的もないのに熱心になれるわけがないのです。

●バイトはこなせたBくん

目的のあるなしの違いがよくわかる例として、自閉スペクトラム症があるBくんを紹介します。Bくんは、中学生まではしょっちゅう学校を遅刻したり休んだりしていました。理由は「なんかやる気が出ない」でした。だから、やる気が出る学校行事などがあるときは、遅刻せずに登校できていました。周りの大人たちは「こんなに好き勝手に遅刻したり休んだりしていたら、社会に出てからやっていけないのでは」と心配していました。でも本人は、内申点が低くても入れる高校への進学を希望していたので、遅刻や欠席をすることに何も心配は感じていませんでした。あえて言えば、周りの大人たちに「遅刻してはだめだ」と言われ続けることがBくんの困り事でした。

中学卒業後、Bくんは元々希望していた定時制の高校に入学し、バイトも始めました。高校でもときどき遅刻はしていましたが、中学のときとくらべるとずいぶん時間通りに登校できるようになりました。また、バイトに関しては、一切遅刻をすることなく働けていました。

Bくんにとって、中学はそれほど楽しい場所ではなく、また登校する必要性も感じていませんでした。でも、高校には「卒業する」という目的があり、バイトは「お金を稼ぐ」という目的がありました。だから、高校では単位が取得できるように、バイトではクビにならないように、頑張ることができました。

●何が必要かを一緒に考える

自閉スペクトラム症がある人の多くがそうであるように、AくんもBくんも、興味があることと必要だと思ったこと以外にはあまり熱心に取り組むことができません。だから、興味がないことに取り組むためには、それが本人にとって必要性を感じるものでなければなりません。普段好きなことしかしていない姿を見ていると、社会で生きていけるのか心配になるかもしれませんが、必要だと思ったことは頑張れるのです。だから、大人が言うことを聞かせようとするより、何が自分にとって必要かを理解する力をつけるほうが、AくんとBくんが社会で生きていく力になります。

けれども、何が自分にとって必要であるかを見極めるのは簡単なことではありません。それを一緒に考えるのが支援の役割のひとつです。だから、支援を行うときに私が大切にしていることのひとつに、目的の共有があります。目的が共有できると、そのために何が必要であるかを一緒に考えて目標を立てることができるからです。

●守れるルールを作る

Cくんは軽度の自閉スペクトラム特性がある中学生です。学業成績が優秀なだけではなく、文化祭では奇抜な企画を思いつき、独創性の高さが評価されました。幼少期は非常にマイペースでしたが、最近は、学校ではそれなりに社会のルールやマナーを意識して行動できるようになり他者配慮もみられます。一方で、家庭のルールを守る気は毛頭なく、家族との衝突は絶えません。

ある日、診察室でお母さんが「学校から貸し出されているタブレット端末の使用時間が長すぎる」と述べました。何かルールを決めているのか尋ねると、お母さんは「学校からは各家庭でルールを決めるように言われていますが、決めようとしても話し合いにならなくて決められないんです。私としては一日30分くらいが限度だと思うのですが」と言い、それに対してCくんは「30分はあり得ない」と反論しました。Cくんにどんなルールならよいか尋ねてみると「いろいろ調べないといけないものがあるから、もっと長い時間は必要」と答えました。けれども母は、「はまりやすいから時間もどんどんのびてしまうし」と言います。何が目的であるかがはっきりしないままタブレットの使用時間を決めようとしているので、ただの言い争いになってしまうのです。

母が30分が限度だと考える根拠を尋ねてみると、「今のスケジュールだと30分より長くしたら睡眠が削られてしまうと思うから」と理由を述べました。Cくんに、睡眠時間についてどう思うかを尋ねると、Cくん自身も夜10時までには寝るようにしたいと考えていることがわかりました。それなら話は簡単で、夜10時までに寝られることを目的としたルールを考えればよいのです。そこで、10時までにやるべきことをやって寝ることを目的に、ルールを親子で作ってみることを提案しました。

私からは2つだけ注意点をお伝えしました。ひとつ目は、守れるルールにすることです。守れないなら、最初からルールがないほうがましです。もし実際にやってみて守ることが難しいとわかった場合は、もう一度話し合って守れるルールに作り直すようにと伝えました。もうひとつは、ルール施行後に問題があると感じたら、また話し合ってルールを修正してもよいことです。ポイントは、ルール作りはそれ自体が目的なのではなく、目的を達成する手段であることです。だから、「ここはもう少し緩めても10時には寝られるのではないか」と思ったら、目的を維持しながら、たくさん調べものをしたいCくんの願いにできるだけ沿えそうなルールに作り変えてもよいのです。

目的を共有したことで方向性が定まり、たびたびケンカしながらではありましたが、親子間で実のある話し合いが可能になっていきました。最初はCくんが無茶なルールを考えましたが、お母さんが「それでやってみて目的が達成できなければもう一回ルールを考え直そう」と余裕を持って対応でき、しばらく試行錯誤をして、最終的には双方が許容できるルールを作ることができました。

●長期的な支援の目的

Cくんのような例を経験すると、目的の共有の重要性がよく理解できます。この例では、タブレット使用に関するルール作りという具体的で短期的な課題があり、目的設定は容易でした。でも、実際の支援場面では、ときどき、何を目的にすべきかがまったく定まらず、何から取り組めばよいのかがわからなくなります。そうなると、つい目の前の課題で頭がいっぱいになってしまいます。けれども、そういうときこそ、何を目指しているかを見失わずに、長期的な支援の目的を意識することが重要になります。

支援する側と支援される側で目的を共有することは、決して一筋縄でいくことではありません。子どもの診療の場合は、そもそも本人と保護者が求めていることも異なっている場合が多々あります。子どもの受診に至るのはたいてい保護者の判断によってであり、本人は受診を希望すらしていないことも珍しくありません。だから、受診を継続していただくのであれば、少なくともまずは保護者と治療目的を共有することを目指さなければなりません。けれども、子ども本人も一緒に話し合って治療を進める場合は、当然本人とも目的を共有する必要があります。本人と保護者が求めていることが異なる状況では、目的を定めてみんなで同じ方向を向くまでが一苦労です。

●ゲームをしたい子、勉強させたい親

DくんはADHDの診断で特別支援学級に在籍している中学1年生です。Dくんのお母さんは、Dくんの注意・集中の苦手さを理解し、学校にも配慮を求めながら、Dくんにとって勉強しやすいと思われる環境を整える努力をしていました。けれども、Dくん本人はまったく勉強をする気がなく、家ではテスト前でもずっとゲームをしています。それまで近くの小児科でADHDの診療を受けていましたが、このままでは困ると心配されたお母さんの希望で私のところに紹介となり受診されました。

親は勉強しなさいと言い、子どもはゲームばかりしている。あまりにもありふれた話なのですが、この状況でどう診療を進めるかは悩ましいところです。前医の小児科医からの紹介状には、母に対し

て「無理に勉強させないで」と説明したものの、それに納得しなかったお母さんが転医を希望された経緯が記されていました。その情報がなければ、もしかして私も同じようなことをお母さんに伝えて通院が途切れてしまっていたかもしれません。けれども、紹介状のおかげで、Dくんが勉強しないことがお母さんにとっていかに大きな不安であるかが事前にわかったので、お母さんの心配に向き合う姿勢が伝わるように気をつけながら、何を目指すかを整理するところから始めました。

このような場合、親子で話し合っても、「もっと勉強しなさい」「もっとゲームさせろ」の平行線になることは想像に難くありません。支援者としては、Dくんを普通のレールに乗せようと必死な母親にブレーキをかけたくなりますが、ただブレーキをかけるだけでは、今度はDくんのお母さんと私との平行線の議論になってしまいます。

Dくん本人の思いも聞いてみました。勉強できないと将来が大変だと散々大人に脅されてきているので、将来を心配していないわけではないようです。でも勉強にちょっと取り組んでみても「やろうとしてもできない」思いが強まり、余計将来が心配になってしまうようです。また、ゲームは本当に好きで、将来もずっとゲームをして生きていきたいと心から願っているようです。でもきっと大人になるとそうはいかないだろうから不安であると述べます。

●将来に向けた目的を意識する

Dくんとゲームに関する雑談をしたり、お母さんの不安を傾聴したりしながら、これから何を目指そうかと話し合いました。そして、将来Dくんが「本当にやりたいことをできるだけやれるようになる」ことを診療の目的として3人で共有しました。

「将来やりたいことをできるだけやれるように」という言葉は、私の外来に通っている自閉スペクトラム症と知的障害があるEくんのお母さんがよく口にする言葉です。ここで詳細をご紹介する余裕はありませんが、この目的に向かって希望を持って子育てをしているこのお母さんの姿に、私は心から尊敬の念を抱いています。だから、Dくんたちと何を目指そうかという話になったときに、自然とこの言葉が頭に浮かびました。

この言葉は、わざわざ目的として掲げるほどではないように聞こえるかもしれませんが、意識が今にばかり向いてしまっているDくんとお母さんの視点を将来に向けるうえでは、大変効果的でした。そして何より、Dくんとお母さんが心から望んでいることを表している言葉でもありました。将来に向けた目的を意識することが、目の前の焦りをやわらげて、Dくんのために今何が大切であるかの話し合いを可能にしました。

●目的を共有する意義

目的を共有しようとすることは、目の前のことだけにとらわれずに、何が大切であるかを考え直す作業です。長期的な目的が共有できていると、目前の課題を冷静な視点で見て、するべきことと今必ずしもしなくていいことが見えてきます。山積みの問題が一向に解決しないように感じるようなときこそ、目的の共有を意識して、あらためて何のための支援であるかを考えなおすことで、希望が見えてくるはずです。

第18章 「気づき」から理解へ

Aさんという年配の方が、あるご病気のために入院されたことがあります。入院初日、病棟職員が「お荷物をこちらに移していいですか」と声がけをすると、「そこで大丈夫でしょうか」「通りづらくならないでしょうか」と些細なことを気にされて、なかなか聞き入れてくれませんでした。その後、看護師が「お昼の後に検査をする予定になっていますが、よろしいでしょうか」と伝えると、Aさんは「それは食後で大丈夫なのでしょうか」「先生はお昼の後でいいと言っているのでしょうか」などと、また細かいことをいくつも質問されました。

そのようなAさんと病棟職員とのやりとりを見ていた配偶者の方が、病棟の看護師にこんなことを言いに来ました。「『～していいですか』ではなく『～しますね』という言い方をしていただけませんか。あの人は、『いいですか』と尋ねられると、本当にいいのかどうかを真面目に考えてしまうので」。

配偶者の方の言うとおりに「～しますね」と伝えると、驚くほどやりとりがスムーズで簡潔になったそうです。このアドバイスがなかったら、病棟職員は、Aさんが些末なことを指摘してくる神経質な人だと思ったことでしょう。けれども、実際は、神経質なのではなく、聞かれたことに生真面目に答えようとしていただけなのでした。

Aさんはビジネスでは成功されていた方のようです。うかつな返事はしない慎重な性格はAさんのビジネスではむしろ生かされていたのかもしれません。けれども、字義どおりに言葉を捉えるこの生真面目さは、ときには日常会話をややこしくして相手に不快な思いをさせていたことでしょう。それでも、このことはAさんのご家庭ではたいした問題ではなかったようです。ご家族がAさんのことをよく理解していたからです。

●家族の気づき

Aさんは正式に自閉スペクトラム症の診断を受けたことはないようでしたが、その特性が強い方でした。ご家族は、Aさんの考え方や行動をよく理解されており、おそらく、日々の生活の中で、どうすればAさんとうまくコミュニケーションが取れるか、さまざまな気づきを積み重ねてきたのではないかと思います。そのひとつが、先ほどの声がけの仕方なのでしょう。

診察室でも、発達障害がある方のご家族から「気づき」が語られることがたびたびあります。以前、自閉スペクトラム症があるBくんのお母さんがこのようなことを嬉しそうに話されました。

「私が重いものを運ぼうとしていたり、家事で疲れていたりしても、Bが自分から助けてくれるということは一切ありませんでした。具体的に指示をすればやってくれるけど、私が大変な思いをしていることを察することはできないのだと思っていました。でも、こないだ本人と話していてわかったのですが、実は、私が大変な思いをしていることに気づいて助けたいと思うことがときどきあったみたいです。でも、どう助けていいかわからないから何もしなかったらしいのです。だから、助けたいと思っているときは『手伝おうか？』と言ってほしいことを伝えたら、最近、ときどきそう声がけをしてくれるようになりました」。

お母さんは、Bくんが他人の気持ちを察することが苦手であることをよく理解していました。でも、それを知っていたからこそ、Bくんが母の思いにまったく気づいていないと誤解もしていました。実際には、Bくんはお母さんが大変な思いをしていることに気づいていましたが、自分から助けを申し出るという発想がありませんでした。「自分から申し出るとお母さんは助かるだろう」とまで察する力はなく、また、声がけをするという社会的スキルもなかったからです。

Bくんとお母さんの間にはたびたびこのような誤解が生じるのですが、お互いを理解しようとコミュニケーションをとれているので、誤解のまま終わることはなく、たいてい今回のような気づきで誤解が解けます。そして、そのような気づきがあるたびに、お母さんはBくんのことをさらによく理解できるようになり、コミュニケーションもいっそう深まるのです。

●「それならそう言ってくれれば…」

診察室で「私が勝手に決めても本人は気にならないようですが……」と述べる母親に対して、横にいる本人が「いや、気になるけど我慢しているんだってば」と口をはさみ、それに対し驚いた母親が

「え、嫌だったの？　それならそう言ってよ」と本人に伝えると、「だって嫌かどうか聞かれなかったもん」と本人。親子同席での診察をしていると、こんな場面がしょっちゅうあります。

とくに自閉スペクトラム症があるお子さんの場合、このような場面はとりわけ多くなります。ご本人に、嫌だと言わずにいた理由を尋ねると「聞かれなかったから」「言う必要がないと思ったから」「言わせてくれなかったから」「そんなこと自分から言えるわけがない」などと答えます。子どもの側からすれば「言ってほしかったならそう言ってよね」と言い返したい思いかもしれません。

嫌だと言えないのは、言いづらい雰囲気を大人の側が作っている場合もあります。そうではなく、「嫌だ」と言えば状況が改善することを本人が想像できないのが原因の場合もあります。いずれにしても「実は嫌だった」ということに気づけると「嫌なら意思表示するだろう」という親側の思い込みを取り払い、また、「嫌だ」と伝えることの大切さを本人が学ぶ機会が生まれます。

●認識のズレ

このように「ふつうこうだよね」という認識がズレやすいのが発達障害です。逆に、発達障害は、ふつうと異なる認識が必要であることを理解するための概念であるとも言えます。多くの人が当たり前だと思っていることで、発達障害の方にとっては当たり前ではないことがたくさんあります。やりやすい方法、わかりやすい言い方、疲れやすい場所、取り組みやすい活動など、さまざまなことが普通ではありません。発達障害の特性による影響を想定して考えないと、一般的な常識とのズレを理解しにくいのです。

●常識が通用しない世界

常識が通用しないのは、何も発達障害に限ったことではありません。どんな人でも、知らない国に行けばいつもの常識が通用しないことはあるでしょうし、職場、学校、SNS、オンラインゲームなどにおいても、それぞれの世界での常識があるので、初めてその世界に入るときは、誰もがそこでの常識を知らない人になり得ます。

私もよく、診察室でオンラインゲームやアイドルグループの話を子どもたちから聞かせてもらうことがあるのですが、なかなかそういう話題にはついていけません。ゲーム上ではこんなやり取りをするとか、ファンクラブに入るとこういうことができるとか、初めて聞く話ばかりなので感心して聞いていると、「こんなの常識だけどね」と言われることがあります。でも、子どもたちは「この医者は何も知らないんだな」と理解してくれているから、みんな優しく丁寧に教えてくれます。たまに私が素人質問をしても、知らないことを責めたりはせず、わかるように説明しようとしてくれます。

●理解していれば不快にならない

聴覚障害がある方は、後ろから声をかけられても気づかないため、無視していると思われてしまうことがあります。聞こえないことを知らない相手が、「無視された」とか「人の話を聞く気がない」などと誤解して勝手に不快な思いを抱いてしまうのです。でも、聞こえないことを理解している相手であれば、そんなことは起きません。

たとえば、私たちも新入職員にはその職場での常識は知らないものとして接しますし、外国出身の方がいれば、日本の常識を知らない可能性があると考えてお話しします。知らなかったりできなかったりして当然であることを理解できていれば、そのことで相手を責めようという気持ちにはなりません。どうすればわかってもらえるかをよく考えながら話を進めることができます。

●異文化コミュニケーション

発達障害がある人とのコミュニケーションは、「異文化コミュニケーション」であると言われることがあります。「空気を読めない」「場に不適切な発言」はあくまでもその文化の中での常識に照らしてのことです。「察する」ことが美徳であると考える国の人と、意見は言わなければ伝わらないと考える国の人が会話をするときは、お互いの考え方の違いを理解しなければ、円滑なやりとりはできないでしょう。逆に、異文化コミュニケーションであることを意識すれば、異なる文化の人同士でも十分な意思疎通は可能です。

相手が外国人だと、最初から異文化コミュニケーションだと思ってやりとりができますが、日本人同士であると、ほとんどの場合はそのような意識を持ちにくいのではないでしょうか。自閉スペクトラム症がある方からは「『全部食べていいですよ』と言われたから全部食べたら後で怒られた」「『大丈夫です』と言われたから『それならよかったです』と答えたら『本当に大丈夫なわけがないだろう』と言われた」というような話をよく聞きます。こういう問題も、日本人同士だから同じ感覚を持ち合わせているに違いない、という思い込みによって起きていることでしょう。

●常識を当てはめられる苦しさ

発達障害によって知らなかったりできなかったりすることがあっても、それがなかなか理解してもらえないことがあります。知らないのではなく「知ろうとしていない」、できないのではなく「やろうとしていない」と誤解されやすいのです。たとえば、ＡＤＨＤの方だと、頑張りたい思いがあっても集中ができないことを理解してもらえません。「ふつうはこのくらいは集中できる」という相手側の常識のために、集中する気がないのだと誤解されてしまいます。

気持ちが行き詰まるとしばらく海外で過ごしてくる、という自閉スペクトラム症の成人の方に今まで2人出会ったことがあります。海外では「外国人」になれるので、常識を当てはめられることがなく、楽だというのです。うまく話せなくても、多少場違いなことをしても、責められることはないので、自分自身を蔑まないでいられるそうです。逆に、日本にいるときはそれだけ肩身の狭い思いをしているのでしょう。

●落ち着くときは来る

発達障害により困難さを抱えて大変な思いをしている子どもでも、家族や周りの人たちが理解しようとし続ければ、長い目で追っていくと必ずいずれ落ち着くときが来ます。後で振り返ると、落ち着くまでの経過の中で、本人や周りの人たちのさまざまな気づきがあることがわかります。

何年も引きこもって家中の物を壊していた思春期の男の子が、あるとき突然穏やかに過ごせるようになったこともありました。そのとき、お母さんはこのようなことをおっしゃっていました。「早く自立させなければと私が必死になっていたのだと思います。でもこの子のペースで進めるのが一番いいことに私がようやく気がついて、それでずいぶん変わりました」。家族の意識の変化が本人に大きな変化をもたらしたのです。

●本人の理解による変化

保育園年長の自閉スペクトラム症のCくんは、知的な能力が高く言葉も達者で、自宅では好きなことをして穏やかに過ごせていましたが、集団で過ごすことは難しく、保育園では激しいかんしゃくが頻繁にありました。ところが、不思議なことに、年長の6月頃から、なぜかほとんどかんしゃくを起こさずに集団での活動に参加するようになりました。

このように、周りが何か対応を変えたわけではなくても、突然落ち着いて過ごせるようになるケースを経験することがときどきあります。その原因をつきとめることは難しいのですが、Cくんの場合はおそらく状況を理解する力や先を見通す力がついたことによるのではないかと思われます。それまでは本人にとって日常の出来事は想定外のことばかりだったのが、状況を理解する力がついたことによって、だいたいのことが概ねCくんの想定内に収まるようになったのではないかと思うのです。

そうだとすれば、今後、特別な行事があるときや、就学するときのように生活が変化すれば、また激しいかんしゃくが出現することが予想できます。周りの大人はそこに気づかなければなりません。落ち着いて過ごせるようになったからそれでよしとするのではなく、今後の環境変化に備えて、Cくんが先を見通すことができるような情報提示の工夫が大切なのです。

●どうにかなるという希望

思春期くらいになり周りが見えてくると、かえって辛くなることもあります。小学校高学年くらいの子どもが「同級生に変だと思われていることに気づいた」と、急に登校を恐れるようになることは珍しくありません。状況を理解できるようになったからこその辛さです。

そのようなときでも、その子どもを支える周りの人たちが、その子どものことをよく理解し、その子どもの思いや悩みも理解して、その子に合う方法を一緒に考えていけば、必ずいつか落ち着いてきます。もし、そういうときに、誰も自分のことをわかろうとしてくれていないと本人が感じてしまうと、他人の声を受け入れられなくなります。自分を理解していない人にアドバイスされても聞く気になるわけがないからです。でも、理解してくれる人がそのままの自分を受け入れてくれていると感じていれば、そのうち「自分は自分でいいじゃないか」と気づけるときが来ます。そうなると、それまでの苦しさから一気に解放されます。

「自分のことを理解してくれる人は必ずいる」。そう信じられるように育っていれば、困難や悩みはあっても、最終的にはどうにかなると思うのです。大人たちが、子どものことを理解して受け入れる存在となることで、子どもたちが明るい未来へ希望を持って歩んでいってほしいと思います。

●気づき、理解することの喜び

最後に、数日前の外来での、あるお母さんからのお話をご紹介します。「うちの子がいつも顎を変な風に動かしていて、顎関節症になるのが心配だったのですが、指摘しても『癖だからやめられない』とだけ言われて半ば諦めていました。でもこないだ本人と一緒にいろいろ考えて、どうやら、舌の置き場がわからなくて落ち着かないから顎を動かしているらしいことがわかりました。そんなことで悩んでいたとは思いもよりませんでした。それで『舌は上あごにくっつけておこう』と伝えたら、それだけで顎を動かすのがおさまったんですよ」。小さな発見かもしれませんが、お母さんは本当に嬉しそうな表情で報告してくださいました。それを見て、子どもを知ることは、子どもとかかわる大人の側をも幸せにしてくれることであると、あらためて気づかされました。

Column ⑤

「ギフテッド」の子どもへの支援

ギフテッド（gifted）は、天から贈り物（gift）を授かった者というような意味を持ち、生まれつきの優れた才能を持つ人のことを指します。単一の定義が存在するわけではありませんが、1972年にアメリカ合衆国教育省が出したマーランド報告では、「専門家によって卓越した能力により高い業績を生み出す力を持っていると認定された子ども」と定義されています。能力を発揮する領域としては、知性、学力、創造性、リーダーシップ、芸術、精神運動能力があげられています。そして、このような子どもたちが力を発揮するためには、通常の学校教育を超える教育プログラムやサービスが必要であることが指摘されています。

概念としては、極めてまれな特殊能力を持つ天才のような人だけを表す言葉ではなく、能力が高いが故に平均的な教育課程では適切な学びを得ることが難しい子どもたちをすべて含み、数％程度の子どもたちがこれに該当すると考えられています。

ギフテッドの子どもには発達障害を持っているケースが少なからず存在し、2e（twice

exceptional）と呼ばれることがあります。「二重に特別」という意味で、平均的な人にできないことができる一面と、平均的な人にできることができない一面の両面を持ち合わせていることを表します。2eタイプのギフテッドの子どもの場合、得意な領域では素晴らしい成果をあげることができますが、そのためには生活のさまざまな場面で特別な支援が必要になります。

2eの子どもたちはもちろん、2eではなくとくに苦手分野がない英才型のギフテッドの子どもにも、適した教育を提供するためには特別な配慮が必要です。ギフテッドの子どもの多くは、得意分野の授業では大半の時間を「ただ座って過ごしている」ことが多いと言われています。ギフテッドの子どもの好奇心や興味を引き出すには、一人一人の能力に応じた柔軟な教育を行うことが大切です。これは、発達障害の教育的配慮と共通する考え方です。

ギフテッド教育における配慮は子ども本人のためである必要があります。大人が子どもの能力を生かすことだけにこだわると、必要な社会性を獲得する機会が失われたり、ギフテッドであることに優劣の意識を持ってしまったり、本人が余計苦しくなってしまったりする危険があります。ギフテッド教育が目指すべきは、ギフテッドの子どもたちにも、他の子どもたちと同じように、新しくておもしろい学習にチャレンジする権利が保障されることでしょう。

あとがき

私は鉄棒が大の苦手です。小学校の体育の授業で、大変苦労したのを覚えています。何が大変だったかと言うと、鉄棒が苦手であること自体よりも、それをなかなかわかってもらえなかったことです。他の運動は比較的得意なほうだったこともあってか、ふざけて真面目に取り組んでいないだけだと誤解されたのです。今思えば、もっとはっきりと素直に「できません」と言えばすぐにわかってもらえたのかもしれませんが、結局、鉄棒から落下して、本当にできないことをようやくみんなに理解してもらえました。自分だけできていないことが恥ずかしく、当時の自分にとっては大きな悩みでしたが、できないことをからかうような同級生がいなかったことは今思えば大きな幸いでした。

他にも「自分だけができない」ことで苦労した経験はあります。本書内でも少し述べましたが、私は小学2年生の途中からアメリカに転居して現地の学校に通い始めました。向こうの学校では鉄棒の授業が一切なかったので、当時の自分の人生において大きな悩みの種であった鉄棒問題は嘘のように一気に解消しました。それはよかったのですが、それまで日本でごく一般的な生徒として毎日を送っていた私は、突然「言葉が通じない生徒」という立場になりました。自分の力だけではどうにもできないことがたくさんある中で、周りがどう受け止めてどう受け入れてくれるかによって、自分にできることが大きく変わってしまうことを実感しました。

　誰しも得手不得手はあります。それを当たり前のこととしてみんなが理解し受け入れられれば、「自分だけができない」ことがあっても、それが自尊心の傷つきや劣等感につながることはないでしょう。ありのままの自分が受け入れられていることがわかれば、どんなに苦手なことがあっても、自信を持って、挑戦したいことには挑戦しながら生きていけるはずです。

　発達障害を持っていると、何かができず苦労することは多いと思います。それでも、周りのみんなが多様性を当然のこととして受け入れていれば、発達障害がある方も自信を持って自分らしさを発揮できるにちがいありません。たとえ大変な思いをすることがあったとしても、きっといつか振り返ったときには「いろいろあったけどおもしろい人生だった」と思えることでしょう。そうなることを願いながら日々の診療を続ける中で思うところを書き留めたのが本書です。

　本書は『教育と医学』二〇一九年七・八月号から二〇二一年五・六月号に掲載された連載〈再考「発達障害」―子どものこころの診療室から―〉をもとにしています。この機会をくださった慶應義塾大学出版会のみなさまと、いつも日々の診療を支えてくださり相談にも乗ってくださる信州大学医学部附属病院子どものこころ診療部のみなさまに心より感謝申し上げます。発達障害のある方々の人生を素敵なものにするために本書が少しでも貢献できればこの上ない喜びです。

2023年8月

篠山大明

【著　者】
篠山大明（ささやま・だいめい）
信州大学医学部精神医学教室准教授・同附属病院子どものこころ診療部医師。
東京大学理学部地球惑星物理学科、信州大学医学部医学科卒業、信州大学大学院医学系研究科博士課程修了。同附属病院精神科医員などを経て、2016年より現職。

児童精神科医が語る
あらためてきちんと知りたい発達障害

2023年9月15日　初版第1刷発行

著　者――――篠山大明
発行者――――大野友寛
発行所――――慶應義塾大学出版会株式会社
〒108-8346　東京都港区三田2-19-30
TEL〔編集部〕03-3451-0931
〔営業部〕03-3451-3584〈ご注文〉
〔　〃　〕03-3451-6926
FAX〔営業部〕03-3451-3122
振替　00190-8-155497
https://www.keio-up.co.jp/
装　丁――――中尾　悠
組　版――――キャップス
印刷・製本――中央精版印刷株式会社
カバー印刷――株式会社太平印刷社

Printed in Japan ISBN 978-4-7664-2917-6